mes 12 huiles essentielles
pour tout soigner

Joëlle Le Guehennec
Naturopathe aromatologue

Avec la participation de
Guillaume Gérault
Thérapeute psycho-corporel et aromatologue
Jean-Charles Sommerard
Producteur et parfumeur de bien-être

Préface de Michel Faucon, pharmacien

Avertissement

Les conseils donnés dans ce livre ne dispensent pas du recours médical ou paramédical. Le naturopathe aromatologue agit en complémentarité d'action avec les corporations médicales.
Lorsque vous êtes sous suivi médical, prévenez impérativement votre médecin ou votre thérapeute que vous désirez adjoindre les huiles essentielles à votre traitement en cours.
Il est conseillé, selon les problèmes spécifiques et uniques de chaque personne, de prendre l'avis de personnes qualifiées pour obtenir les renseignements les plus complets, les plus précis et les plus actuels possible.
L'auteur et son éditeur ne peuvent assurer une quelconque responsabilité du fait d'une mauvaise utilisation des huiles essentielles et des conseils indiqués dans cet ouvrage.
En cas d'utilisation prolongée et en cas d'utilisation d'huiles essentielles que vous ne connaissez pas, ayez toujours recours aux conseils d'un aromathérapeute ou d'un aromatologue.

© Éditions First, 2010
Toute représentation ou reproduction, intégrale ou partielle, faite sans le consentement de l'auteur, ou de ses ayants droit ou ayants cause, est illicite (loi du 11 mars 1957, alinéa 1er de l'article 40). Cette représentation ou reproduction par quelque procédé que ce soit, constituerait une contrefaçon sanctionnée par les articles 425 et suivants du Code pénal.

ISBN : 978-2-7540- 1703-9
Dépôt légal : 1er trimestre 2010
Imprimé en France par CPI Hérissey à Évreux CPI

Correction : Jacqueline Rouzet
Couverture : Olo éditions
Conception graphique : Olo éditions
Maquette : Patrick Leleux

Éditions First
60 rue Mazarine
75006 Paris
Tél. : 01 45 49 60 00
Fax : 01 45 49 60 01
www.editionsfirst.fr

Préface

Le monde aromatique que Joëlle Le Guehennec nous fait partager rappelle que les soins de santé traditionnels visent autant à prévenir les maladies qu'à les guérir. Le maintien en bonne santé incombe autant au patient qu'à son praticien.

Ainsi, Hippocrate, le père de la médecine, conseillait-il déjà de bonnes règles d'alimentation, et de l'exercice au grand air...

Depuis l'Antiquité, les Chinois se plaisent à faire l'éloge et à recommander les bons médecins qui veillent à conserver la santé, tandis que d'autres traitent seulement les symptômes des corps malades !

C'est sans parler des plus anciens fondateurs de l'Ayurveda, école indienne classique, qui se concentrent autant sur l'hygiène personnelle et un régime alimentaire équilibré que sur les remèdes médicinaux. Mais quand ils soignent, c'est bien sûr par les plantes médicinales...

Ainsi, ce guide n'a rien d'un traité d'automédication. Il propose une approche simple, centrée sur la totalité de la personne, d'huiles essentielles de qualité médicale, qui peuvent être utilisées pour l'équilibre de la personne, son bien-être, ou pour aider aux soins des affections légères courantes.

C'est de cette manière, aromatique et naturelle, que Joëlle Le Guehennec dont je connais par ailleurs l'honnêteté intellectuelle, la délicatesse et la finesse d'esprit, encourage chacun à prendre la responsabilité de sa santé. Elle nous invite à restaurer notre énergie vitale, à retrouver un rapport équilibré et harmonieux, avec nous-mêmes et avec la nature, pour que chacun soit en accord avec son corps physique, psychologique ou affectif. Ce sont là des notions qui lui sont chères : nous ne pouvons que cautionner cette démarche.

Dr Michel Faucon
Pharmacien aromatologue

À toi qui m'as tant appris, m'initiant avec patience et passion
au langage secret des fragrances aromatiques, je dédie ce livre essentiel
Avec tout mon amour

L'auteur

Joëlle Le Guehennec

Praticienne de santé naturopathe, Joëlle Le Guehennec refuse de faire de l'aromathérapie une « médecine naturelle » qui se contente de remplacer des médicaments chimiques par des substances naturelles. Passionnée, elle considère l'aromathérapie comme une véritable science et observe tous les jours en cabinet à quel point les huiles essentielles sont capables d'entrer en résonance avec l'homme, afin d'agir sur tous les plans de l'être : physique, psychique, subtil.

Après avoir déjà longuement approfondi ses connaissances, elle se forme auprès du Dr Daniel Pénoël et de ses filles, Amanda et Magali Pénoël, pour devenir praticienne en Aromathérapie Quantique®, enseignement complet permettant de mieux comprendre la complexité de la connexion possible entre le monde végétal et l'homme, pour leur bien-être commun.

Menant de front sa vie de maman, de consultante et de formatrice à bord de La Péniche Jaume, elle relève avec ce livre un challenge : prouver que l'on peut conjuguer aromathérapie avec simplicité, efficacité et plaisir, afin de la mettre à la portée de tous en toute sécurité.

Elle est déjà l'auteur du livre *La Spiruline* (éditions Terre d'hommes, 2009).

Avec la participation de
EXPERTS

Guillaume Gérault

Guillaume Gérault, naturopathe et passionnément aromatologue, ne conçoit pas son métier sans les huiles essentielles. Il connaît les secrets qui les font entrer dans les mémoires émotionnelles du passé afin d'y défaire les nœuds qui encombrent. Rares sont ceux qui sortent de son cabinet sans leur parfum thérapeutique qui saura les accompagner pendant un petit bout de chemin.

Consultant et formateur en aromathérapie, il est l'auteur avec Ronald Mary du *Guide de l'aromathérapie* (éditions Albin Michel, 2009) et de la collection des « Petits livres des huiles essentielles » (éditions Albin Michel, 2010).

EXPERTS

Jean-Charles Sommerard

Jean-Charles Sommerard cultive la tradition et le savoir-faire familial des huiles essentielles en France et à Madagascar.

Producteur engagé et agitateur de tendances, il propose avec Sevessence une sélection d'eaux florales, d'huiles végétales et d'huiles essentielles biologiques, de qualité supérieure, certifiées et fraîchement distillées.

Parfumeur de bien-être et maître en identité olfactive, Jean-Charles Sommerard officie aujourd'hui dans des lieux de prestige à Paris tels que l'hôtel de Crillon, l'hôtel Meurice, le musée du Quai-Branly, le Fouquet's…

Il est l'auteur de *Parfums de confidences* (éditions Terre d'hommes, 2008).

Sommaire

INTRODUCTION 10

NOTIONS ESSENTIELLES 13
Quelques définitions 14
D'où viennent-elles ? 16
Une composition complexe 18
Les grandes familles biochimiques 20
Comment les extrait-on ? 22
Conseils d'achat 28
Précautions d'utilisation :
les 10 commandements aromatiques 33

UTILISATION DES HUILES ESSENTIELLES 39
Les modes d'administration 40
Les supports 58
Les hydrolats 61
Les huiles essentielles durant la grossesse et l'allaitement 64
Les huiles essentielles pour les enfants 66
Les huiles essentielles dans les cosmétiques ;
réaliser un parfum 68
Les huiles essentielles pour les animaux 73
Les huiles essentielles dans les produits ménagers 78

LES 12 HUILES ESSENTIELLES POUR COMMENCER
SA TROUSSE AROMATIQUE 79

Basilic tropical	*Ocimum basilicum L. var. basilicum*	82
Citron	*Citrus limonum (zeste)*	90
Cyprès toujours vert	*Cupressus sempervirens L.*	98
Épinette noire	*Picea mariana*	104
Gaulthérie couchée	*Gaultheria procumbens L.*	110
Lavande vraie	*Lavandula angustifolia ssp angustifolia*	116
Menthe poivrée	*Mentha x piperita L.*	124
Niaouli	*Melaleuca quinquenervia*	132
Petit grain bigarade	*Citrus aurantium ssp bergamia (feuilles)*	140
Sauge sclarée	*Salvia sclarea L.*	146
Thym à linalol	*Thymus vulgaris L. linaloliferum*	152
Ylang-ylang	*Cananga odorata totum*	158

FORMULES ET INDEX 165
Index des affections et formules aromatiques 166
Les « top 3 » des huiles essentielles 184

ANNEXES 187
Composition chimique des 12 huiles essentielles 188
Bibliographie 189
Adresses 190

Introduction

L'aromathérapie, comme l'aromatologie, fait partie de ces sciences qui considèrent que l'homme est constitué d'un corps, d'un intellect, d'une affectivité et d'un esprit, et que ces différentes facettes forment un tout qu'on ne saurait séparer, la santé n'étant que la conséquence d'un bon équilibre entre toutes.

Une huile essentielle, ou une essence, n'est pas un médicament qui agit sur tel ou tel symptôme, mais une synergie entre plusieurs composants chimiques, parfois jusqu'à plusieurs centaines de molécules différentes, qui soutiennent le corps dans ses processus naturels tout autant que le psychisme.

Cette science holistique est fondée sur plusieurs décennies d'études scientifiques et plusieurs millénaires de pratique, et pour peu qu'elle soit appliquée avec toutes les connaissances nécessaires, à la fois de l'homme dans son ensemble et de la plante, possède une véritable puissance thérapeutique et un champ d'action étendu.

La thérapie par les huiles essentielles demande une analyse approfondie de la situation avant l'utilisation d'huiles essentielles précises dans un dosage adéquat, et le choix d'une voie d'utilisation adaptée.

L'aromathérapie n'est pas une médecine « douce » comme on l'entend souvent. Gardez à l'esprit qu'un flacon de 10 ml d'huile essentielle concentre les principes actifs de dizaines, voire parfois de centaines, de kilos de plantes.

Les huiles essentielles, si elles peuvent être utilisées pour le plaisir et la beauté, sont néanmoins des substances actives qui demandent à être utilisées avec discernement pour ne pas devenir dangereuses.

Ce guide aimerait vous ouvrir au monde aromatique, vous prendre par la main pour vous initier aux notions essentielles de l'aromathérapie et vous faire découvrir douze huiles essentielles pour apprendre à prendre soin de vous.

Je vous souhaite beaucoup de plaisir dans votre découverte.

Joëlle Le Guehennec

Les pictos utilisés dans ce livre

À RETENIR

CONSEIL

EXPERTS

ATTENTION DANGER

1

Des notions essentielles

Quelques définitions

Essence, eau florale, huile essentielle, absolue…, tous ces mots reviennent à chaque fois que l'on parle d'aromathérapie. Que signifient-ils ? À qui a-t-on affaire lorsque l'on consulte un aromathérapeute ou un aromatologue ?

*Le terme **arôme** désigne toutes les substances odorantes, qu'il s'agisse de composés organiques d'origine animale ou végétale, ou bien de composés chimiques de synthèse.*

Une **plante aromatique** est une plante qui contient un pourcentage élevé de molécules aromatiques dans une ou plusieurs de ses parties (feuilles, branches, racines, écorce, zeste, fleurs…).

Aromathérapie vient du latin *aroma* (aromate) et du grec *therapia* (traitement, soin). Ce terme désigne la thérapie se servant des huiles essentielles extraites des plantes, utilisées par voie interne ou externe, pour traiter les pathologies et pour améliorer la santé et le bien-être.

Un **aromathérapeute** est un docteur en médecine qui soigne avec les huiles essentielles. Sans être médecin, on ne peut pas être aromathérapeute, mais aromatologue.

*L'**aromachologie** est l'étude des huiles essentielles basée sur les effets psycho-émotionnels des fragrances, et leurs effets sur le psychisme après une stimulation olfactive.*

L'**aromatologie** ou « aromathérapie scientifique » est l'étude des huiles essentielles basée sur des données physiques et biochimiques confirmées par des analyses rigoureuses de laboratoire ; la composition chimique de chaque huile essentielle est ainsi mise en relation avec ses vertus thérapeutiques, qu'elles soient physiques ou psychiques.

L'**essence** est la sécrétion naturelle élaborée par le végétal, qui est stockée dans les poches à essence de la plante, et que l'on extrait pour obtenir une huile essentielle.

On appelle par conséquent **essence** le résultat de l'extraction par expression des agrumes, car l'essence du fruit n'est pas distillée à la vapeur d'eau.

Une **huile essentielle** est la substance extraite d'une plante aromatique après distillation à la vapeur d'eau, substance constituée de molécules aromatiques volatiles. On peut distiller tout ou une partie d'une plante spécifique. Chaque plante sécrète plusieurs molécules aromatiques, de quelques-unes à plusieurs centaines, qui chacune possède des propriétés différentes.

Un **hydrolat aromatique** ou une **eau florale** est l'eau distillée qui s'est chargée des molécules aromatiques hydrosolubles au cours de la distillation des plantes, et qui est séparée de l'huile essentielle à la sortie de l'alambic. L'hydrolat possède des vertus thérapeutiques et peut être utilisé sans aucune contre-indication chez les bébés, les personnes âgées ou durant la grossesse et l'allaitement.

Une **absolue** est l'essence d'une plante extraite par la technique de l'enfleurage.

Un **extrait** est l'essence d'une plante extraite à l'aide de solvants volatils ou par dioxyde de carbone.

D'où viennent-elles ?

La quantité d'essence produite par une plante est relativement faible, la plupart des plantes en fabriquant la plupart du temps moins de 10 ml par kilo de plante.

Il est donc primordial pour le producteur de déterminer le meilleur moment de la journée pour obtenir à la fois une huile essentielle de qualité, et une quantité suffisante pour un travail justement rétribué.

La photosynthèse permet à la plante de capter l'énergie solaire, et de fabriquer les substances nécessaires à sa vie. Elle fabrique de la matière organique à partir de matière minérale en présence de lumière. Donc pour fabriquer son essence, la plante a besoin des minéraux du sol, d'eau, du dioxyde de carbone de l'air, et… du soleil.

Pourquoi une plante a-t-elle une odeur ? D'abord pour se défendre et ensuite pour se reproduire. En effet, en cas d'agression, madame la plante ne peut prendre ses racines à son cou et partir s'installer ailleurs, ou bien mettre ses plus belles chaussures pour aller draguer ce beau mâle du bout du champ.

Elle a donc axé toute sa communication et sa stratégie de reproduction sur la sécrétion de molécules volatiles qui lui permet de se protéger des insectes indésirables, et d'attirer les insectes pollinisateurs.

Une plante aromatique peut contenir des essences dans ses racines, ses rhizomes, sa tige, ses feuilles, ses fleurs, ses fruits, ses aiguilles, son écorce, son tronc, son bois de

cœur..., lesquelles peuvent varier considérablement dans leur composition. Un véritable orgue à parfum !
Pour vous en convaincre, il vous suffit de froisser les feuilles d'une plante entre vos mains pour rompre les poches à essence et laisser se disperser les précieuses molécules aromatiques.

La composition et la quantité d'essence dans une plante aromatique ne sont pas calibrées : la zone géographique, l'ensoleillement, l'altitude, la nature et la composition du sol, l'heure de la journée... influent sur la biosynthèse végétale.

Une composition complexe

La composition chimique d'une huile essentielle est complexe : elle renferme parfois plusieurs centaines de molécules chimiques différentes, qui ont chacune une action bien spécifique sur l'organisme, tout en interagissant les unes avec les autres. Les propriétés d'une huile essentielle résultent donc de l'action simultanée de ces différentes molécules, laquelle est supérieure à la somme de chaque action. C'est ce que l'on nomme une **synergie**.

C'est pour cette raison qu'il est indispensable pour le praticien de connaitre la composition d'une huile essentielle afin de comprendre ses différents modes d'action et d'éviter ses effets indésirables, voire dangereux.
On réalise pour cela **une chromatographie**, analyse qui donne exactement la composition biochimique d'une essence ou d'une huile essentielle.

Les chémotypes

Comme on l'a vu précédemment, la composition et la quantité d'essence dans une plante aromatique varie selon la zone géographique, l'ensoleillement, l'altitude, la nature et la composition du sol, voire même parfois selon le moment de la récolte et la manière de distiller…
Ainsi, deux mêmes plantes peuvent sécréter des essences plus ou moins différentes, ce qui leur donne des propriétés parfois extrêmement éloignées.

Pour les différencier, on utilise alors le terme de **chémotype** (ou chimiotype) qui signifie « type chimique », et qui donne les principes actifs majoritaires de l'huile essentielle analysée.

Pour bien comprendre cette notion, prenons l'exemple du **thym vulgaire** (*Thymus vulgaris L*).

> *La notion de CHÉMO-TYPE est essentielle et fondamentale en aromathérapie, car les indications thérapeutiques qui découlent de ces divers chémotypes peuvent être fort différentes.*

Celui-ci possède plusieurs chémotypes, qui ont chacun des propriétés et des voies d'utilisation différentes, tout à fait comme si on avait affaire à des espèces différentes alors qu'il s'agit bien de la même plante :

- Des thyms doux : **thym à linalol, thym à thujanol, thym à géraniol** : très bien tolérés par la peau, ce sont des anti-infectieux puissants sur le problème mais doux sur la personne et respectueux du métabolisme. On peut les utiliser chez les enfants et par voie orale sous certaines conditions.
- Des thyms puissants, délicats à utiliser : les **thyms à thymol**, à **carvacrol**,... à visée fortement antibactérienne et anti-infectieuse, mais durs sur la personne, dermocaustiques et strictement interdits aux enfants, comme aux femmes enceintes.
- Et d'autres comme **le thym à paracymène**, anti-inflammatoire et puissant antidouleur…, ou encore le thym à cinéole qui agit remarquablement bien sur la sphère respiratoire.

Les grandes familles biochimiques

C'est en concentrant l'énergie solaire que les plantes fabriquent des molécules aromatiques qui constituent leur essence. Ces molécules se classent en catégories, ou *familles biochimiques*, ayant chacune des actions spécifiques sur l'organisme.

Action sur…	Monoterpènes	Sesquiterpènes	Oxydes (1,8 cinéole)	Monoterpénols	Sesquiterpénols	Esters
Sphère respiratoire	♦♦♦		♦♦♦			
Sphère digestive	♦♦					
Système cutané			♦♦	♦♦♦	♦♦♦	
Système immunitaire	♦♦	♦♦	♦♦	♦♦♦	♦♦	
Système circulatoire	♦♦	♦♦		♦♦	♦♦♦	♦♦
Les inflammations		♦♦				♦♦♦
Les allergies		♦				
Les douleurs	♦♦♦					♦♦♦
Les spasmes						♦♦♦
Tonification et recharge	♦♦♦	♦	♦♦			
Relaxante		♦♦		♦♦	♦♦	♦♦♦
Diffusion	♦♦♦	♦♦	♦♦♦	♦♦♦	♦♦	♦♦♦
Tolérance cutanée ♦ dermocaustique, diluer à x % maximum ♦♦ diluer à 50 % maximum ♦♦♦ peut être mise pure	♦♦	♦♦	♦♦♦	♦♦♦	♦♦♦	♦♦
Contre-indications						

Les grandes familles biochimiques

Action sur...	Éthers	Aldéhydes terpéniques	Aldéhydes aromatiques	Phénols	Cétones	Coumarines
Sphère respiratoire					🌢🌢🌢	
Sphère digestive	🌢🌢🌢		🌢🌢🌢		🌢🌢	
Système cutané					🌢🌢🌢	
Système immunitaire		🌢🌢	🌢🌢	🌢🌢	🌢🌢🌢	
Système circulatoire		🌢🌢🌢	🌢🌢		🌢🌢🌢	🌢
Les inflammations	🌢🌢	🌢🌢🌢			🌢🌢	
Les allergies	🌢🌢🌢					
Les douleurs	🌢🌢🌢					🌢🌢
Les spasmes	🌢🌢🌢					🌢🌢
Tonification et recharge	🌢🌢 À faible dose		🌢🌢🌢	🌢🌢🌢		
Relaxante	🌢🌢 À dose élevée	🌢🌢			🌢🌢	🌢🌢🌢
Diffusion	🌢	🌢		NON !	NON !	🌢🌢
Tolérance cutanée 🌢 dermocaustique, diluer à x % maximum 🌢🌢 diluer à 50 % maximum 🌢🌢🌢 peut être mise pure	🌢🌢	🌢🌢	🌢 (5 %)	🌢 (10 %)	🌢 (10 %)	🌢🌢
Contre-indications				**Enfants, grossesse** (toxiques hépatiques)	**Enfants, grossesse** (abortives, neurotoxiques)	Photosensibilisantes

Comment les extrait-on ?

Afin de pouvoir l'utiliser pour soigner, il est indispensable de préserver au mieux l'intégrité de l'essence de la plante, afin que celle-ci puisse garder toutes ses vertus thérapeutiques. En fonction de la plante, la méthode d'extraction est différente.

La technique de la distillation à la vapeur d'eau

Connue dès l'Antiquité, la technique de distillation a été perfectionnée à partir du VIIIe siècle par les Arabes qui l'apportèrent à l'Europe. Elle reste aujourd'hui le moyen de production le plus courant du fait de sa simplicité et son coût abordable.

On place les végétaux dont on souhaite prélever l'essence dans une cuve, sur un plateau perforé sous lequel on porte de l'eau à ébullition. En s'élevant, la vapeur d'eau fait éclater les poches à essence de la plante, emportant avec elle les molécules odorantes volatiles vers un serpentin où elle se condense.

On récupère à la sortie un mélange d'eau et d'essence qu'on appelle maintenant huile essentielle. Les deux liquides se séparent naturellement par différence de densité. L'eau de distillation est appelée hydrolat ou eau florale (eau de rose, eau de fleur d'oranger...) ; elle contient une très faible proportion de molécules aromatiques, les rares qui sont hydrosolubles, mais qui suffisent à lui donner des vertus thérapeutiques.

> **La différence entre une production artisanale et une production industrielle**
>
> *La production industrielle met en avant la productivité. La distillation se fait généralement à haute pression afin de diminuer les temps de distillation, au détriment des molécules plus fragiles qui disparaissent, et dans le pire des cas arrêtée dés que la plupart des composés aromatiques ont été extraits, ce qui la rend incomplète.*
>
> *Or, une huile essentielle pour garder ses vertus thérapeutiques et être utilisée en aromathérapie, doit avoir conservé son intégrité biochimique car les molécules biochimiques différentes agissent en synergie. C'est la basse pression et des temps de distillation suffisants qui permettent de garder un maximum de son intégrité.*
>
> *La distillation est une démarche importante qui demande au producteur de comprendre et d'aimer les plantes, car il faut savoir patienter et observer pour laisser venir une maturité, attendre une pleine lune, patienter jusqu'au solstice, …, afin de laisser à la plante l'occasion de donner ce qu'elle a de meilleur.*
>
> *Assurez-vous de la provenance des huiles essentielles que vous achetez !*

La technique de l'expression

L'expression à froid est une technique qui a pris naissance en Sicile et en Calabre, avant d'être utilisée par tous les

pays producteurs d'agrumes. C'est la technique la plus simple et la plus respectueuse puisqu'elle ne modifie quasiment pas la composition moléculaire de l'essence et que l'on recueille l'essence dans toute sa complexité : molécules volatiles comme celles qui ne le sont pas, contrairement aux autres techniques avec lesquelles on ne récolte que les molécules volatiles liposolubles (solubles dans les corps gras) ; les molécules hydrosolubles (solubles dans l'eau) restant dans l'hydrolat. C'est aussi la technique la plus limitée car elle ne s'applique qu'aux agrumes.
Elle consiste à faire éclater les poches à essence d'une manière mécanique pour recueillir l'essence contenue dans l'écorce du fruit (ou zeste), que l'on n'appelle pas huile essentielle mais « essence » (essence de citron, essence de bergamote…).

Les vertus thérapeutiques des essences produites par expression à froid sont particulièrement bonnes, grâce aux constituants non volatils.
En revanche, l'essence n'ayant pas subi de processus d'oxydoréduction spécifique à la distillation, qui assure la conservation de l'huile essentielle, s'oxyde plus rapidement au contact de l'air, et doit être utilisée dans les deux ans qui suivent sa production et être conservée de préférence au frais et à l'abri de la lumière.

La technique de l'enfleurage

La technique de l'enfleurage repose sur la propriété des essences des plantes à se marier avec un corps gras (liposolubilité). Suivant la résistance des plantes, elle peut être pratiquée à froid ou à chaud, ce que l'on appellera alors macération ou digestion.

Connue depuis l'Antiquité, la technique de l'enfleurage à chaud consiste à jeter les fleurs dont on veut recueillir l'essence odorante dans de grandes marmites de graisse chauffée au bain-marie, puis la graisse parfumée est filtrée à travers des tissus afin d'obtenir une pommade. Cette pommade est ensuite diluée avec de l'alcool puis agitée afin que les molécules aromatiques quittent la graisse et se dissolvent dans l'alcool. On obtient après séparation un extrait alcoolique, puis après l'évaporation de l'alcool, une substance que l'on n'appelle ni une essence ni même une huile essentielle, mais *une* absolue.

Les fleurs fragiles qui ne supportent pas d'être chauffées (comme le jasmin ou la jonquille) sont enfleurées à froid. Cette technique consiste à étaler une couche de graisse inodore sur les parois d'un châssis en verre, que l'on recouvre ensuite de fleurs. Ces fleurs sont renouvelées jusqu'à ce que la graisse soit saturée de parfum.

On procède alors de la même manière qu'avec un enfleurage à chaud pour recueillir l'absolue.

L'extraction par solvants volatils

Surtout utilisée dans l'industrie de la parfumerie, l'extraction par des solvants volatils consiste à laisser se dissoudre une plante dans un solvant que l'on fait ensuite évaporer. Cette technique a d'abord été pratiquée au XVIIIe siècle

Les absolues ainsi obtenues sont d'une grande qualité olfactive pour une utilisation en parfumerie, mais sont à éviter en aromathérapie car il reste toujours une fraction résiduelle de solvants piégée dans l'absolue, en général 2 à 3 %.

avec de l'éther, produit fortement inflammable, et utilise maintenant des solvants comme l'hexane ou l'éthanol. On obtient une sorte de pâte que l'on nomme concrète. On procède ensuite comme pour l'enfleurage, en introduisant de l'alcool dans lequel se dissolvent les molécules aromatiques. On récupère ainsi une absolue ou une « essence concrète » après évaporation de l'alcool.

L'extraction au dioxyde de carbone

Cette technique utilise la propriété du gaz carbonique qui, dans un certain état, entre le gazeux et le liquide, état que l'on appelle « supercritique », présente la particularité d'extraire les molécules aromatiques sans les chauffer, et de disparaître sans laisser de traces de produits indésirables comme le font les solvants. Elle permet d'obtenir des huiles essentielles difficiles à extraire. On obtient un concentré d'essence qui respecte intégralement l'essence originelle.

La distillation à la vapeur à basse pression, l'expression à froid des écorces et l'extraction au dioxyde de carbone, sont les seules méthodes qui donnent des huiles essentielles répondant aux exigences de l'aromathérapie.

En effet pour une utilisation en aromathérapie, une huile essentielle doit comporter la totalité de sa composition biochimique, car tous ses composés sont actifs, et agissent en synergie.

Le prix d'une huile essentielle…
… une histoire de rendement

La quantité d'essence qui se trouve dans les plantes est en général assez faible et on ne réussit pas à tout recueillir, ce qui donne un rendement assez faible, généralement aux alentours de 1 % pour la plupart des plantes.

Cela explique en partie les différences de prix que l'on peut trouver entre une essence de citron par exemple et une huile essentielle de rose.

Pour autant, les chiffres ne sont que des indications et varient en fonction des conditions du biotope de la plante : terrain, climat, ensoleillement… qui expliquent la différence d'odeur, de qualité et de prix d'une année sur l'autre et d'un producteur à l'autre.

Déterminer la bonne période de récolte, parfois même la bonne heure de la journée, est donc très important pour optimiser au mieux le rendement.

Ainsi l'estragon doit être coupé un après-midi de beau temps pour avoir le meilleur rendement, les feuilles de laurier exposées au sud sont plus riches en essence…

Conseils d'achat

Les huiles essentielles donnent des résultats remarquables dans tous les domaines d'application, et leurs propriétés dépendent de leur qualité.

La dénomination d'une essence ou d'une huile essentielle pour une utilisation thérapeutique doit tenir compte de trois critères fondamentaux :

- une espèce botanique précise
- la partie de la plante qui est distillée
- un chémotype défini

Ces trois indications doivent donc se trouver impérativement sur les étiquettes des huiles que l'on utilise pour sa santé et son bien-être, ainsi que quelques autres.

Exemple d'étiquette

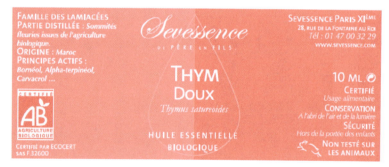

Le type de produit

Est-ce une huile essentielle ? un hydrolat ? une essence ? une absolue ?...

Le nom commun de la plante

Exemple sur cette étiquette : thym doux
Il s'agit tout simplement du nom de la plante dans la langue du pays où l'on achète son flacon. Par exemple thym doux, basilic, lavande, menthe…

Le nom botanique en latin : espèce botanique précise

Exemple sur cette étiquette : Thymus satureoides
Comme chaque espèce produit une essence spécifique, seule l'appellation latine permet de désigner précisément l'identité d'une plante et ainsi d'être certain de retrouver les caractéristiques spécifiques de l'huile essentielle extraite de cette plante.
Le nom latin précise le genre, l'espèce, la sous-espèce, la variété et éventuellement si c'est un hybride. Il permet, par exemple, de faire la différence entre la sauge sclarée (*Salvia sclarea*), très utilisée en aromathérapie et particulièrement pour le bien-être de la femme, et la sauge officinale (*Salvia officinalis*) dont l'huile essentielle est neurotoxique et abortive.

> *Pourquoi le latin ? Parce que c'est la langue internationale pour la botanique, qui permet de parler le même langage avec tous les habitants de la terre.*

La partie de la plante dont on a extrait l'essence

Exemple sur cette étiquette : sommités fleuries
Il est important de savoir s'il s'agit d'une extraction des racines, des feuilles, des fruits ou des fleurs. Ceux-ci ne

L'oranger amer, nommé aussi oranger bigarade, donne trois produits différents :
- *une huile essentielle de petit grain bigarade extraite par distillation des feuilles, des bourgeons et des fruits encore verts*
- *une essence d'orange extraite par expression à froid du zeste des fruits*
- *une huile essentielle de néroli par distillation des fleurs de l'oranger*

3 huiles, 3 parfums, 3 effets thérapeutiques différents !

donnent pas des huiles essentielles de même composition.

Le chémotype ou composés biochimiques majoritaires, ou principes actifs

Cette indication n'est pas nécessaire sur cette étiquette car le thym doux ne présente pas de chémotypes différents.
Le chémotype, ou « type chimique », donne les principes actifs majoritaires de l'huile essentielle analysée.
Les connaitre permet de connaître avec précision comment on va utiliser l'huile essentielle, et sont les seules garanties de sécurité (voir page 18).

Une référence de qualité

Exemple sur cette étiquette : certifié AB et Ecocert

Pour une utilisation dans la cuisine, sur la peau ou en diffusion, préférez une huile issue d'une production biologique. On oublie trop souvent que l'huile essentielle est un condensé de toutes les molécules de la plante, et donc également des engrais et pesticides potentiels qui se trouvent dessus.
En Europe, les autorités de certification doivent satisfaire à la norme EN 45011. Cette norme garantit l'indépendance de l'autorité et l'honnêteté des produits. Le nom de l'autorité de certification doit être visible sur les produits certifiés biologiques.

> *Ecocert est la plus grande autorité de contrôle et est responsable de 80 % des certificats organiques émis. Toutes les autorités de contrôle, Ecocert, Qualité France, ULASE, Agrocert, Aclave et Certipaq, sont des organismes privés agréés par les autorités de l'État et n'ont pas de lien avec aucune structure commerciale ou syndicale. Leur rôle est à la fois de certifier que les produits et les importations respectent les normes et de s'assurer que les différents opérateurs travaillant dans le domaine sont au courant de la réglementation en vigueur.*

Les huiles essentielles à usage thérapeutique doivent être impérativement :

- 100 % naturelles : non diluées, sans émulsifiants…
- 100 % pures : non coupées avec de l'alcool (même bio !), ou avec une autre huile essentielle ressemblante mais moins chère (exemple : lavandin avec de la lavande)…
- 100 % totales : ni décolorées, ni recolorées, ni déterpénées (raffinage pour donner une odeur moins puissante), ni défurocoumarisées (pour enlever les molécules photosensibilisantes), ni peroxydées (éclaircies), ni rectifiées (arrêt de la distillation avant la fin et ajout de molécules de synthèse).

Une huile essentielle reconstituée chimiquement peut être dangereuse car elle n'agit plus selon les lois propres à la vie et peut à long terme devenir pathogène.

- Conditionnées dans des flacons semi-opaques car la composition des huiles essentielles se modifie à la lumière.

Et n'oubliez pas de la sentir : une huile essentielle doit toujours avoir une odeur agréable, que vous l'appréciiez ou non. Une odeur suspecte doit vous rendre méfiant.

Conservation des huiles essentielles

- *Les garder à l'abri de la lumière et de la chaleur car elles s'oxydent et perdent de leurs qualités.*
- *Bien fermer les bouchons après utilisation car elles sont très volatiles.*
- *Les conserver à l'abri des enfants car il peut être très dangereux de les avaler ou de les renverser sur la peau ou dans les yeux.*
- *Les huiles essentielles se gardent habituellement plusieurs années, mais les essences de citrus doivent être consommées de préférence dans les deux années qui suivent leur expression.*
- *Les hydrolats, plus fragiles que les huiles essentielles, se conservent au frais et à l'abri de la lumière. Ils doivent être de préférence consommés dans l'année. Un hydrolat qui a « tourné » possède des dépôts et une odeur différente et peu agréable.*

Les 10 commandements aromatiques
Les précautions d'utilisation

Les huiles essentielles sont des substances naturelles concentrant au plus haut niveau les qualités biochimiques et énergétiques des plantes dont elles sont extraites. Elles sont, par conséquent, très actives et loin d'être inoffensives. De la simple brûlure à l'intoxication, en passant par une aggravation des troubles que l'on voulait soigner, les accidents dus à une utilisation inappropriée des huiles essentielles sont plus courants qu'on ne le pense.
Beaucoup recourent à l'utilisation des huiles essentielles sans prendre la mesure de la puissance des produits qu'ils manient et jouent les apprentis sorciers.

On se doit donc de les manipuler et de s'en servir avec beaucoup de précautions.
Si vous respectez ces 10 commandements, elles vous serviront avec zèle pour votre plus grand plaisir !

I. Jamais huile essentielle tu ne boiras
Il est formellement conseillé de ne prendre les huiles essentielles par voie interne que sur les conseils avisés d'un vrai spécialiste en aromathérapie.

II. Toujours loin des enfants tes huiles tu tiendras
Les huiles essentielles présentent plus ou moins de risques, mais elles sont toutes dangereuses pour les yeux. Les cas

d'ingestions dangereuses sont relativement rares car les huiles essentielles sont tellement puissantes en goût que l'enfant en avale peu.

> **Que faire en cas d'ingestion d'une huile essentielle dermocaustique ?**
>
> *En cas d'ingestion accidentelle d'une huile essentielle dermocaustique qui cause des douleurs aiguës, ne jamais faire vomir ni boire du lait ou de l'huile végétale, mais prendre du charbon en poudre avec un peu d'eau. Si la quantité d'huile essentielle est importante, contactez le centre antipoison le plus proche (France 01 40 05 48 48 ou le 15 (SAMU)/Belgique 070/245 245), en indiquant le nom, si possible en latin, de l'huile ingérée.*
>
> *Si des nausées, des vomissements ou des troubles nerveux apparaissent (vertiges, pertes d'équilibre…), rendez-vous d'emblée à l'hôpital pour un lavage d'estomac.*

ATTENTION DANGER

Évitez l'utilisation des huiles essentielles si vous suivez un traitement médical sans en parler avec votre médecin. Elle pourrait avoir des interactions avec les médicaments.

III Enceinte et pour tes enfants, spécialiste tu consulteras

Éviter l'utilisation des huiles essentielles chez les enfants de moins de 3 ans. Les huiles essentielles sont actives et puissantes.

Certaines huiles peuvent être neurotoxiques, voire abortives à certaines doses. Ne pas prendre de risques du tout en évitant toute utilisation sans les conseils d'un spécialiste. L'utilisation des huiles essentielles durant l'allaitement demande également des précautions.

IV. Test cutané de sensibilité allergique toujours tu feras

Il peut être possible de faire une réaction forte avec certains composés, même naturels. Il vaut mieux donc toujours effectuer un test de sensibilité. Pour cela, appliquez une goutte de l'huile essentielle testée au niveau du pli du coude et attendez 10 minutes ; si une rougeur apparaît, évitez d'utiliser cette huile ou refaites un test en la diluant davantage.

V. Sur les muqueuses, jamais tu n'appliqueras

Les muqueuses sont extrêmement fragiles et sensibles, les huiles essentielles sont beaucoup trop puissantes pour elles. De même, ne jamais appliquer une huile essentielle pure sur une brûlure, une zone très enflammée ou une plaie ouverte. Certaines pourront être appliquées dans certaines circonstances et, sauf exception, toujours diluées fortement. Ne les appliquez qu'en connaissance de cause ou sur les conseils d'un vrai spécialiste.

VI. Dans le bain, jamais huile essentielle pure tu ne mettras

Les huiles essentielles ne se mélangent pas à l'eau, il est nécessaire de les mélanger préalablement avec un support, tel du savon liquide, afin d'éviter les risques de brûlures. (*Voir* page 53).

VII. Dans les yeux, les oreilles et le nez jamais huile n'entrera

Les yeux ne supportent *aucune* huile essentielle. C'est pour cela qu'il est conseillé de toujours se laver les mains avec du savon après avoir utilisé une huile essentielle pour ne pas risquer de se frotter les yeux.

ATTENTION DANGER

En cas de projection ou contact accidentels, rincez l'œil abondamment sous un jet doux d'eau courante pour en évacuer le maximum, puis passez un coton imbibé avec une huile végétale jusqu'à ce que la brûlure passe.

La muqueuse du nez est trop sensible pour y appliquer des huiles essentielles, certaines bien spécifiques cependant pourront être utilisées, sur les conseils d'un spécialiste, et diluées avec une huile végétale.

Quant aux oreilles, on n'y met *jamais* d'huiles essentielles. Éviter également de mettre des huiles essentielles sur une peau irritée, et surtout jamais sur une plaie ouverte sans les conseils du spécialiste.

VIII. Toujours diluée ton huile essentielle tu utiliseras

Les huiles essentielles sont plus ou moins bien tolérées par la peau, cela dépend des éléments qui entrent dans leur composition, mais également des individus, plus ou moins sensibles à tel ou tel composé biochimique.

Certaines sont absolument dermocaustiques, comme la cannelle ou la sarriette qui brûlent la peau, ou la menthe poivrée qui la refroidit intensément et qui risque de provoquer une hypothermie si on l'applique sur une surface étendue.

D'autres sont parfaitement bien tolérées et peuvent être mises pures sur la peau, mais par précaution, lorsqu'on ne les connaît pas, on les dilue à 20 % maximum avec une huile végétale ou une base neutre afin d'éviter toute réaction problématique (les huiles essentielles dermocaustiques, hyperthermisantes et hypothermisantes doivent être plus fortement diluées).

À RETENIR

Les huiles essentielles ne sont pas solubles dans l'eau.

ATTENTION DANGER

Que faire en cas de brûlure par une huile essentielle dermocaustique ?

Rien ne sert de se précipiter sous le robinet pour atténuer la douleur : les huiles essentielles ne se diluent pas dans l'eau. Pour diluer et enlever l'huile essentielle, passer un coton imbibé d'huile végétale puis appliquer de l'huile essentielle de lavande vraie.

IX. Jamais avec citrus sur la peau au soleil tu n'iras

Les essences de la famille des citrus (bergamote, orange, citron, pamplemousse, lime, mandarine…), à cause des molécules de furocoumarines qu'ils contiennent, sont plus ou moins photosensibilisantes, c'est-à-dire que l'exposition au soleil entraîne au mieux une rougeur, au pire un bronzage rapide, très localisé et définitif, en plus clair : des tâches brunes indélébiles.

On attendra donc 1 heure et demie à 2 heures avant d'aller au soleil après un massage à base d'agrumes. Il est de toute manière déconseillé de s'exposer au soleil après l'application de n'importe quelle huile essentielle.

X. Les posologies conseillées toujours tu suivras

Les huiles essentielles ont un effet bénéfique à condition que l'on respecte les doses conseillées ; elles n'en seront pas moins efficaces, au contraire. En effet, de nombreuses huiles essentielles inversent leurs effets lorsque l'on dépasse les doses physiologiques. Ainsi, l'huile essentielle de sauge sclarée est relaxante à faible dose et devient excitante à dose plus élevée.

2
Les modes d'utilisation des huiles essentielles

La voie externe respiratoire

L'olfaction est une fonction sensorielle qui permet la perception des substances odorantes. La perception olfactive est très rapide et le seuil de perception très bas. Les sensations que procurent les odeurs sur notre psychisme et notre humeur sont diverses et complexes.

Comment ça marche ?

La muqueuse olfactive recouvre environ 10 centimètres carrés de la muqueuse nasale. Elle est composée, notamment, de neurones olfactifs récepteurs très sensibles.
Les molécules aromatiques volatiles stimulent ces neurones olfactifs, qui envoient leurs informations vers le bulbe olfactif où elles sont analysées.

L'effet des odeurs sur notre psychisme

Les odeurs nous mettent ainsi en contact avec nos mémoires enfouies et c'est pour cela qu'une simple odeur peut nous projeter en un instant dans une ambiance bien particulière, avec des souvenirs parfois extrêmement précis qui proviennent de notre vécu, et, par conséquent, avoir une action que l'on peut appeler psycho-émotionnelle. Nous pouvons ainsi utiliser cette faculté qu'ont les odeurs à réveiller en nous des souvenirs bien enfouis parce que douloureux, pour prendre conscience de leurs causes, afin de réaliser un véritable travail sur nous, pour évoluer vers plus de sérénité dans la vie.

L'effet des odeurs sur notre organisme

Après leur passage dans le nez, les molécules volatiles entrent dans les poumons, passent dans le sang qui les véhicule dans l'ensemble de l'organisme, les rendant potentiellement actives sur toutes nos fonctions organiques.

Les odeurs agissent ainsi sur nous de différentes manières, autant sur notre physiologie que sur notre psychisme, et l'on peut comprendre que diffuser des huiles essentielles n'est pas si anodin que ça et a des conséquences, ce qui demande des précautions d'emploi.

On peut respirer les huiles essentielles de plusieurs manières différentes : en diffusion dans l'atmosphère, en inhalation, en olfaction directe...

La diffusion dans l'atmosphère

En diffusion, toutes les huiles essentielles ont une action :

- Énergétique : action ionisante (perte d'électrons) ou positivante (captation d'électrons).
- Assainissante : éloignent parasites et insectes indésirables, détruisent les mauvaises odeurs...
- Anti-infectieuse.

Pourquoi diffuser des huiles essentielles ?

- Pour le plaisir : créer une ambiance olfactive agréable.
- Pour assainir une pièce.
- Pour se soigner : les molécules aromatiques entrent dans l'organisme via la muqueuse pulmonaire et passent

dans la circulation sanguine qui les distribue dans tout l'organisme.

> **Il faut savoir…**
>
> *… que les huiles essentielles détestent être chauffées. En effet, à partir d'une certaine température, leur structure biochimique se modifie, elles gardent alors à peu près leur parfum mais perdent de leur qualité thérapeutique.*

Les modes de diffusion

Diffuser des huiles essentielles, c'est parvenir à les fragmenter en microgouttelettes qui, une fois projetées dans l'atmosphère, s'y maintiennent en suspension.
Il existe de nombreuses manières de diffuser des huiles essentielles dans l'atmosphère. Faisons un petit tour d'horizon…

Les modes de diffusion

Type de diffuseur	Avantages	Inconvénients	Usage	Appréciation ♦ juste pour l'odeur ♦♦ acceptable ♦♦♦ usage thérapeutique
Les systèmes à évaporation naturelle : dans une **coupelle**, dans un **saturateur** de radiateur, sur un **tapis**, sur un coton coincé dans un ventilateur, sur une **mèche** en bois dans un flacon, dans un **vaporisateur** d'eau (15 gouttes pour 200 ml d'eau)	♦ Bon marché ♦ Faciles à utiliser ♦ Huiles non chauffées	Odeur faible (seules les molécules les plus volatiles se diffusent)	Pour créer une ambiance	♦
Les **bougies** parfumées, les **anneaux** en poterie ou en céramique que l'on pose sur les ampoules électriques, les brûle-parfums	♦ Bon marché ♦ Faciles à utiliser ♦ Odeur se répand rapidement ♦ Objets esthétiques	Les huiles sont trop chauffées	♦ Pour créer une ambiance ♦ Pour chasser une mauvaise odeur	♦

Les modes de diffusion

Type de diffuseur	Avantages	Inconvénients	Usage	Appréciation...
Le diffuseur électrique à ventilateur : il s'agit d'un tube poreux ou d'une ouate sur laquelle on dépose quelques gouttes d'huiles essentielles, et devant lesquels tourne un ventilateur afin d'envoyer les molécules odorantes dans l'atmosphère	◆ Huiles non chauffées ◆ Facile à transporter : idéal en voiture ou en voyage pour personnaliser sa chambre d'hôtel…	◆ Un peu bruyant ◆ Efficace seulement dans de petits volumes	◆ Pour créer un décor olfactif agréable ◆ Pour chasser une mauvaise odeur	◆◆
Mode d'emploi : sortir la ouate ou le tube de l'appareil, déposer quelques gouttes d'huile essentielle, replacer le support et brancher l'appareil.				
Le diffuseur en porcelaine : c'est un diffuseur électrique qui chauffe assez peu la porcelaine, afin d'évaporer tout doucement les huiles essentielles dans l'air	◆ Appareil parfaitement silencieux ◆ Huiles peu chauffées ◆ Consommation électrique négligeable	◆ Seules les molécules les plus volatiles s'échappent ◆ Peu efficace dans les grandes pièces ◆ Difficile à nettoyer lorsque l'on utilise les huiles essentielles pures car une grande partie collante reste sur la porcelaine	◆ Pour créer une ambiance ◆ Pour se relaxer	◆◆
Mode d'emploi : verser quelques gouttes d'huiles essentielles dans la partie incurvée de la porcelaine et brancher le diffuseur. Remarque : verser de l'eau dans la coupelle rendra la porcelaine plus facile à nettoyer et évitera que les huiles essentielles ne brûlent et restent collées à la porcelaine. On peut nettoyer l'appareil éteint avec de l'alcool.				

Les modes de diffusion

Type de diffuseur	Avantages	Inconvénients	Usage	Appréciation…
Le brumisateur ou diffuseur à ultrasons : une brume microfine et fraîche est produite par un oscillateur vibrant à une fréquence ultrasonique. La taille des gouttelettes ainsi obtenues est aussi petite que 0,5 µm, l'évaporation rapide est assurée	◆ Appareil relativement silencieux ◆ Préserve les propriétés des huiles essentielles ◆ Envoie dans l'atmosphère des molécules suffisamment petites pour être largement respirées et absorbées par la muqueuse pulmonaire ◆ Humidifie l'atmosphère ◆ Appareils esthétiques, souvent accompagnés d'une lampe d'ambiance		Pour tout usage : plaisir et thérapeutique	♥♥♥

Mode d'emploi : verser de l'eau dans le contenant, puis ajouter 10 à 20 gouttes d'huiles essentielles pures. Ajouter de l'eau dès que le niveau est insuffisant. Ne pas laisser l'appareil branché en continu.

Les modes de diffusion

Type de diffuseur	Avantages	Inconvénients	Usage	Appréciation...
Le diffuseur à verrerie et compresseur type aquarium : l'huile essentielle est projetée contre les parois d'une verrerie par un flux d'air sous pression et se disperse en microgouttelettes	Seul appareil qui offre une véritable action thérapeutique. Les gouttelettes d'huile essentielle sont tellement fines qu'elles restent en suspension dans l'air et pénètrent aisément dans les poumons puis dans le sang	◆ Appareil plutôt bruyant (inconvénient minoré par l'embout en verre que l'on appelle « silencieux » ; inconvénient qui n'existe plus pour les appareils dont le compresseur peut être éloigné de la verrerie et donc se placer dans un placard qui atténue le bruit) ◆ Verrerie fragile qui se bouche facilement ◆ Ne convient pas aux huiles un peu denses et collantes qui bouchent très vite l'appareil	Pour tout usage : plaisir et thérapeutique	♥♥♥

Mode d'emploi : faire couler une quinzaine de gouttes d'huile(s) essentielle(s) pures dans la verrerie (n'y mettre jamais d'eau, d'alcool ou d'huile végétale...) et mettre l'appareil en marche.
On peut nettoyer le diffuseur en diffusant régulièrement une huile essentielle de lavandin qui dissout les amas ou une solution conçue à cet usage, mais pas d'alcool dont les vapeurs peuvent provoquer un choc mortel!

Comment ?

Il ne sert à rien de diffuser en permanence, d'autant qu'au bout de quelques minutes, vous n'y ferez même plus attention.

Cinq minutes de diffusion toutes les heures suffisent. L'idéal est même de brancher un programmateur avant votre diffuseur et de programmer la diffusion quelques minutes avant votre lever et avant votre retour du travail.

Les exceptions : *pour chasser une mauvaise odeur persistante (cuisine, fumée de cigarette…) ou dans une chambre de malade pour assainir l'air (hors de sa présence).*

Précautions : *ne jamais diffuser dans une pièce dans laquelle se trouve un bébé.*

Si vous avez un chat, assurez-vous qu'il puisse quitter librement la pièce s'il le désire.

Ne diffuser que des huiles essentielles 100 % pures et naturelles.

L'inhalation

L'inhalation d'huiles essentielles permet d'assainir les voies respiratoires hautes et basses lorsque celles-ci sont encombrées, infectées…

On ne pratique une inhalation qu'avec les huiles dites « respiratoires », c'est-à-dire les huiles essentielles qui contiennent des terpènes et du cinéole.

Il n'est pas question d'inhaler des huiles contenant des phénols et des cétones (à cause de leur toxicité), ni des huiles contenant des aldéhydes qui sont irritants pour les muqueuses.

Comment ?

La méthode est simple à mettre en œuvre : verser une dizaine de gouttes d'huile essentielle dans de l'eau chaude mais pas bouillante dans un bol ou un inhalateur. Respirer profondément les vapeurs qui en émanent durant une dizaine de minutes.

Il est également possible de respirer les vapeurs aromatiques en humant les molécules volatiles à la sortie d'un diffuseur électrique type brumisateur ou à verrerie, réglé à la puissance minimum.

Dans le cas d'une infection des voies aériennes basses (bronchite par exemple), faire dix longues et profondes respirations.

Si ce sont plutôt les voies respiratoires hautes qui sont infectées (rhume, sinusite…), on cherche à ce que les molécules volatiles montent dans les sinus au lieu d'être entraînées vers les poumons par l'air que l'on inspire. Pour cela, il est nécessaire de dégager un tant soit peu le nez, puis de se mettre juste au-dessus des vapeurs aromatiques en retenant sa respiration. Cette méthode n'est réellement efficace qu'avec un diffuseur à verrerie d'où les vapeurs sortent avec un peu de pression.

Le Travail Psycho-Olfactif

L'odorat est en relation avec nos mémoires. Chaque odeur se réfère à une image, à un souvenir.

Nous sommes aujourd'hui essentiellement sollicités à travers notre mental. L'intellect est, en effet, le garant de notre survie. Dans cet univers d'exigence rationnelle, l'individu a désappris la réception des informations émotionnelles.

Or, de toutes les informations délivrées par nos cinq sens, seules les odeurs pénètrent, sans contrôle ni filtrage dans le cerveau limbique ; elles y exercent leurs effets avant même la perception et la reconnaissance par la conscience.

Les huiles essentielles redonnent un équilibre et aident nos émotions à retrouver une juste place dans notre existence. Elles nous aident à aller au plus profond de notre être pour pacifier nos souffrances et blessures profondes et défaire les nœuds de notre histoire.

Il est conseillé de se faire accompagner par un thérapeute formé à la dimension psychoaffective des huiles essentielles, notamment les praticiens en aromathérapie quantique, les praticiens en olfactothérapie, les aromachologues…

Comment ?

Les protocoles sont nombreux, mais ils consistent tous à respirer une huile essentielle donnée durant quelques secondes à plusieurs minutes, une à plusieurs fois dans la journée, ou encore à porter un « parfum thérapeutique ».

Le parfum thérapeutique ou parfum de santé

Le travail psycho-olfactif se pratique la plupart du temps avec une huile essentielle à la fois, mais peut tout aussi bien utiliser les huiles essentielles en synergie pour réaliser des parfums individualisés, non seulement en fonction des goûts de chacun, mais aussi en fonction de ses problématiques.

La voie externe cutanée

La peau est l'organe le plus grand du corps humain. Chez un adulte, elle couvre une surface d'environ 2 mètres carrés. Soixante-dix pour cent de la circulation sanguine passe par la peau, et elle dispose de près de 650 000 récepteurs sensoriels, soit la quasi-totalité des terminaisons nerveuses.

La peau constitue une voie d'administration de qualité pour l'utilisation des huiles essentielles.

Les qualités liposolubles des huiles essentielles facilitent leur pénétration dans la couche cornée de l'épiderme chargée de sébum, un film lipidique (gras) qui sert à la protéger et, qui mélangé à la sueur, protège la peau du dessèchement. Son affinité biochimique avec les huiles essentielles liposolubles permet un passage aisé de celles-ci à travers la peau. Ensuite, les vaisseaux capillaires de l'hypoderme se chargent de les répartir dans tout l'organisme en un temps record. En effet, quelques minutes après l'application d'huile essentielle sur la peau, on retrouve des molécules aromatiques dans les urines.

Les massages et les onctions

On distingue les applications ponctuelles (ou onctions) sur des zones limitées du corps – les poignets, les pieds ou le dos par exemple –, et les grands massages corporels du type californien ou autres.

Les massages aromatiques

Le massage aromatique allie plaisir des sens et bienfaits pour le corps et l'esprit. Il soulage les troubles, aide à combattre le stress de la vie quotidienne et accroît la sensation de bien-être.

Les huiles essentielles soutiennent et renforcent l'effet du massage en agissant à plusieurs niveaux :

> **À RETENIR**
>
> *Ce massage bien-être ne doit pas être confondu avec le massage thérapeutique, dont la pratique est réservée aux masseurs-kinésithérapeutes.*

♦ **Stimulation des organes et du système énergétique**

Sans énergie pas de vie !

À l'instar du sang et de la lymphe, l'énergie vitale circule dans des canaux qui relient et alimentent les organes internes et le système nerveux.

Le massage aromatique permet de recharger l'énergie : les manœuvres relancent le flux énergétique et les huiles essentielles soutiennent le processus.

♦ **Activation du flux lymphatique**

Le système lymphatique est un dispositif d'évacuation des corps étrangers et bactéries indésirables. Le massage a pour effet d'activer le flux lymphatique. Associé aux huiles essentielles, l'activation va être plus efficace encore par l'action circulatoire, drainante, fluidifiante… des huiles essentielles.

♦ **Plaisir**

Au plaisir du massage s'ajoute le plaisir des fragrances. Douces, fleuries, puissantes, elles apportent à l'esprit apaisement, réconfort, soutien…

Précautions

Éviter de manière générale l'exposition au soleil après un massage aromatique, et d'autant plus lorsque le massage a été fait avec des huiles photosensibilisantes, telles les essences d'agrumes.

Ne mettez pas d'huiles essentielles pures sur les muqueuses (yeux, nez, oreilles, vagin…) et toutes les zones sensibles ou irritées.

Ne pas pratiquer de massages du corps entier avec une forte concentration d'huiles essentielles sur des enfants de moins de 2 ans (pas plus de 1 %).

Pour composez votre huile de massage

Les huiles essentielles doivent être diluées dans une huile végétale de première pression à froid et biologique de préférence, qui va associer ses propriétés nourrissantes, protectrices, adoucissantes, assouplissantes, régénérantes, à celles des huiles essentielles sélectionnées.

Le dosage varie selon les huiles essentielles et le type de massage : 15 à 25 % pour les massages ponctuels, 4 à 6 % pour les grands massages chez l'adulte. Les doses sont à diviser par deux pour les enfants de moins de 12 ans.

- *Pour un massage ponctuel : comptez environ 3 gouttes d'huile(s) essentielle(s) par cuillère à soupe d'huile végétale.*
- *Pour réaliser une huile de massage : mettez 90 gouttes d'huiles essentielles dans un flacon de 50ml d'huile végétale.*

L'onction aromatique

L'onction consiste à appliquer une huile essentielle sur une partie du corps afin d'agir sur une zone bien particulière pour un effet physique ou énergétique. La zone choisie est souvent en lien avec les points d'acupuncture, les chakras, les zones réflexes, ou tout simplement une zone particulièrement vascularisée qui permettra de faire entrer le plus rapidement possible une huile essentielle dans le circuit sanguin, afin qu'elle se propage dans tout l'organisme.

Ainsi pour une action que l'on souhaite rapide et généralisée, par exemple pour stimuler le système immunitaire en période infectieuse, ou bien encore en cas de fatigue, on dépose 1 à 2 gouttes sur l'intérieur d'un poignet que l'on frotte ensuite avec l'autre, jusqu'à absorption. On peut faire la même chose en application sur la plante des pieds, surtout chez les jeunes enfants, ou encore autour des chevilles, le long d'un méridien…

Les bains

Le bain est un rendez-vous avec soi-même, un temps que l'on se consacre pour se faire du bien. Y ajouter des huiles essentielles améliore ses vertus délassante et revitalisante. Une température entre 37 et 39° stimule déjà l'organisme pour l'aider à détendre ses muscles et ses articulations, activer les échanges métaboliques et évacuer ses toxines. Les huiles essentielles dispersées dans l'eau sont « absorbées » par la peau puis véhiculées à travers tout l'organisme. Un bain aromatique se prend durant 15 à 20 minutes pour un bien-être optimal.

Respirez calmement et profondément les molécules odorantes qui vous entourent pour profiter également du pouvoir olfactif des huiles essentielles et laissez-vous aller à une détente profonde.

ATTENTION DANGER

Pas de bain à plus de 37° ou 38° quand il y a une fièvre importante, pour les femmes enceintes, les enfants, les personnes âgées, et les personnes qui souffrent de troubles circulatoires, d'hypertension et de troubles cardiaques, …

Terminez ce moment que vous vous êtes consacré en vous accordant 10 minutes de repos à la sortie du bain, pendant lesquelles vous vous allongez dans la pénombre, les pieds légèrement surélevés et la respiration basse, lente et profonde.

Comment fait-on ?

Les huiles essentielles ne sont pas solubles dans l'eau : elles restent en surface et peuvent provoquer une réaction au contact de la peau.

Pour intégrer les huiles essentielles dans l'eau du bain, mélangez-les soigneusement au préalable dans une base neutre, du gros sel, un gel douche ou juste un peu de shampooing dans le creux de votre main…, puis dispersez le tout sous le robinet de la baignoire juste avant d'y rentrer.

La quantité d'huile essentielle que l'on peut mettre dans un bain dépend de la composition de l'huile et de l'âge.

Pour un adulte : entre 5 et 15 gouttes en fonction de l'huile essentielle utilisée.

Pour un bébé : 2 gouttes suffisent (surtout si c'est une petite baignoire).

Pour un enfant entre 4 et 12 ans : 3 à 8 gouttes en fonction de l'huile et de l'âge

L'usage cosmétologique et les shampoings

Voir le chapitre qui lui est consacré page 68.

La voie interne

Ce mode d'administration est fortement déconseillé en automédication ; il est préférable de consulter pour cela un aromathérapeute qui connaît parfaitement la toxicité des huiles essentielles et leurs modes de prescription, différents selon l'effet désiré : les diluer ou non, avec de l'huile végétale ou non, dans un miellat ou dans une gélule, par la voie buccale, vaginale ou rectale…

Les huiles essentielles, pour peu qu'elles soient bien choisies, bien dosées, bien prescrites et de qualité font de l'aromathérapie une thérapeutique de pointe mais qui présente des risques significatifs sans une bonne connaissance.

Il est néanmoins possible de les utiliser en cuisine à condition d'obéir à certaines précautions.

ATTENTION DANGER

En cas d'absorption d'une quantité trop importante, ne pas boire et ne pas vomir, prendre quatre gélules de charbon, puis prévenir le centre antipoison le plus proche en indiquant le nom latin exact de l'huile essentielle ingérée.

En cuisine

La célèbre phrase d'Hippocrate qui conseillait : « que l'aliment soit ton remède » ne s'est jamais aussi bien appliquée qu'à la cuisine aux huiles essentielles. La cuisine aromatique apporte deux énormes bienfaits : tout d'abord le plaisir gustatif car elles rehaussent les saveurs, et quelques vertus thérapeutiques : elles améliorent notamment souvent la digestion.

ATTENTION DANGER

Attention si vous êtes enceinte ou si vous allaitez, reportez-vous aux conseils de la page 64.

La cuisine aromatique demande quelques précautions d'utilisation :

- Il est bien sûr plus que jamais impératif de choisir des huiles essentielles 100 % pures, naturelles et **bio**. En effet, si une plante a reçu des engrais ou des pesticides, ceux-ci se retrouvent forcément dans l'huile essentielle obtenue par distillation.
- On ne doit jamais faire cuire les essences ou les huiles essentielles, qui perdent la majeure partie de leurs propriétés et de leurs fragrances à la cuisson ; préférez les incorporer en fin de cuisson, à la dernière minute, juste avant de servir (incorporées plus tôt, elles apporteront quand même leur goût).
- Ranger les flacons d'huiles essentielles en position debout, à l'abri de la lumière et de la chaleur, et hors de portée des enfants.
- Si certaines huiles qu'on n'aurait pas imaginé ajouter à un plat donnent de bonnes surprises, toutes les huiles essentielles ne s'utilisent pas en cuisine. Il s'agit notamment des huiles essentielles contenant des cétones ou des lactones.

Dans les plats salés, on utilise principalement des huiles essentielles d'herbes aromatiques (basilic, romarin, thym doux…), mais aussi des huiles plus surprenantes telles que le bois de rose, l'ylang, l'orange… à goûter !

Dans les plats sucrés, ce sont les essences d'agrumes qui sont le plus facile à utiliser. Mais on peut bien surprendre ses invités avec du bois de rose, de l'ylang, de la lavande…

Vous pouvez également préparer des glaçons avec des hydrolats dilués à 50 % avec de l'eau pour parfumer vos cocktails et même votre eau de boisson.
Vous pouvez aussi y ajouter une goutte d'essence d'agrume, qui sera libérée à mesure que la glace fondra.

Comment ?

Pour ne pas prendre le risque de faire couler une trop grande quantité d'huile essentielle dans votre plat qui en deviendrait immangeable, suivez les conseils suivants :
- *Tout d'abord versez un peu d'huile végétale dans une cuillère à soupe (ou un jaune d'œuf battu, ou du chocolat fondu, du beurre fondu, du miel…)*
- *Puis mélangez-y soigneusement 1 goutte seulement de l'huile essentielle choisie*
- *Incorporez le mélange dans votre plat, mélangez bien et goûtez (toujours !)*
- *Répétez l'opération si besoin, mais toujours goutte par goutte, il serait dommage d'avoir à commander des pizzas à la dernière minute ou passer sa soirée dans la plus petite pièce de la maison… En général, 1 à 3 gouttes suffisent pour parfumer un plat pour 4 personnes.*

Les supports

Les huiles essentielles qui peuvent être appliquées pures sur la peau sont minoritaires par rapport à celles qui, trop irritantes, demandent à être diluées.

On a besoin également de supports pour réaliser des masques, des cataplasmes, des massages (les huiles essentielles ne sont pas assez grasses pour être utilisées pures en massage, elles sont très rapidement absorbées par la peau)…, mais aussi de dispersants pour pouvoir les mélanger à un milieu aqueux, pour le bain par exemple.

Rappel

Les huiles essentielles ne sont pas solubles dans l'eau ; elles se lient en revanche très bien avec les corps gras, et plus particulièrement avec les acides gras insaturés que sont les huiles végétales : on les dit alors liposolubles.

Des dispersants

Ils permettent de créer une émulsion qui autorise la dispersion des molécules aromatiques dans de l'eau. Ils sont, par exemple, indispensables pour réaliser un bain aromatique.

Solubol

Le Solubol – mélange de sucres, d'amidon de maïs, etc. – a été créé par le Dr Daniel Pénoël et Michel Sommerard.

Ce complexe végétal sans alcool ni produit chimique est composé de substances liposolubles (qui se dissolvent dans un corps gras) et hydrosolubles (qui maintiennent les substances liposolubles dans l'eau, créant une émulsion) : les huiles essentielles mélangées à du Solubol peuvent être dissoutes dans l'eau (1 ml de Solubol pour 1 ml d'huile essentielle) afin de la consommer en interne et en externe, ou pour enrichir le bain.

Il existe d'autres dispersants tel le Solubol, mais on peut aussi utiliser du lait en poudre, du gros sel...

Des supports

Le gel d'aloe vera

Il provient de la chair de la feuille d'un cactus nommé aloe vera.
Le gel d'aloe vera est connu pour ses multiples propriétés sur la peau qui l'absorbe très vite sans garder de film gras, ce qui en fait un excellent diluant et transporteur des huiles essentielles car ses propriétés sont elles-mêmes intéressantes.

Les huiles végétales sont des huiles grasses obtenues par première pression à froid, des graines ou des fruits de plantes oléagineuses (olives, amandes, pépins de raisin, noyaux d'abricot...).

Les macérats huileux, appelés aussi « huiles florales », sont obtenus par macération de plantes fraîches ou sèches (sauvages ou de culture bio) dans des huiles végétales de première pression à froid et bio, d'olive, de sésame, de tournesol...

ATTENTION DANGER

Les huiles minérales, telles la paraffine ou la vaseline, sont dérivées du pétrole. Elles se distinguent radicalement des graisses produites par l'organisme, celui-ci ne peut donc les utiliser pour son métabolisme, mais seulement les stocker. Lorsqu'on les applique, elles forment un film gras, mais au fil des utilisations, elles assèchent la peau.

Les graisses végétales sont extraites, tout comme les huiles végétales, de graines, mais ces huiles durcissent en dessous de 24 °C. Cela est dû au fait qu'elles sont composées essentiellement d'acides gras saturés, peu actifs mais bon protecteurs de la peau.

Les huiles et graisses végétales et les macérations peuvent être considérées comme de véritables produits de santé et de beauté, pour autant qu'elles soient issues de l'agriculture biologique et qu'elles n'aient pas été « traitées » avant utilisation : non colorées, non parfumées ou au contraire désodorisées.

Il est faux de penser qu'une huile essentielle est plus efficace pure que diluée.

Une huile essentielle pure passe très rapidement dans la circulation sanguine pour se diffuser dans tout l'organisme.

Un support huileux permet de retarder l'absorption d'une huile essentielle par l'organisme. Diluée, elle est comme « enfermée » et ne se libère que progressivement, ce qui lui donne une action plus localisée et plus longue dans le temps, mais tout aussi efficace.

On diluera alors plus ou moins une huile essentielle à la fois en fonction de sa dermocausticité et des effets que l'on désire obtenir.

Les hydrolats et les eaux florales

L'hydrolat aromatique ou eau florale est l'eau distillée qui s'est chargée des molécules aromatiques hydrosolubles au cours de la distillation des plantes pour l'hydrolat ou des fleurs pour l'eau florale, et qui est séparée de l'huile essentielle à la sortie de l'alambic.

Lors de la distillation, l'hydrolat recueille les molécules hydrosolubles des essences, soit environ 0,2 % d'huile essentielle ; ces molécules ne comportent aucune toxicité et ne présentent donc absolument aucune contre-indication tout en ayant une véritable efficacité thérapeutique qui leur est propre et spécifique.

De plus, l'eau de distillation a été imprégnée par la totalité de l'huile essentielle qui, tout comme dans le principe de l'homéopathie, se charge de l'information essentielle de la plante. Si l'on continue l'analogie avec l'homéopathie, on peut dire que les hydrolats pourraient être utilisés comme remède de fond pour agir sur le terrain afin de rétablir son équilibre en douceur, en association avec les huiles essentielles ou en remplacement lorsque les huiles essentielles sont contre-indiquées, par exemple chez les jeunes enfants, durant la grossesse…

L'hydrolat agit ainsi autant sur le physique que sur le psychisme.

> *Les hydrolats sont nommés aussi parfois « hydrosols ». Cependant, un hydrosol est par définition une solution dont l'eau est le milieu de dispersion. Il n'y a donc aucune garantie de ce qu'ils contiennent réellement, à savoir souvent de l'alcool, des conservateurs… On trouve encore les termes d'aquarômes, d'eaux aromatiques…*

De nombreux critères qualité doivent être vérifiés en achetant un hydrolat car il est trop fréquent de trouver des eaux florales impures, diluées, polluées…

♦ La concentration en principes actifs

En principe, on ne garde que les dix premiers litres d'eau de distillation. L'hydrolat doit avoir une odeur puissante.

♦ La qualité des plantes et de l'eau de distillation

N'importe quelle eau peut être utilisée pour effectuer les distillations, y compris des eaux polluées en sulfates ou autres résidus néfastes, sans oublier les pesticides pouvant être présents sur les plantes, et qui se concentrent à la sortie dans l'hydrolat. Il est donc indispensable de choisir des hydrolats biologiques certifiés qui sont obtenus avec des eaux de source non polluées.

♦ La fraîcheur et la pureté

Sensibles à la lumière, à la chaleur, et aux pollutions microbiennes, les hydrolats purs, c'est-à-dire sans aucun conservateur, ne peuvent se conserver qu'un an en étant stockés au frais. Il est donc indispensable de les acheter en connaissant la date d'obtention et les conditions de stockage jusqu'à votre achat.

Il est également indispensable de vérifier que ces hydrolats sont purs et **ne contiennent aucun conservateur** (certains hydrolats bio en contiennent).

Comment les utiliser ?

♦ En lotion et en compresse

Pour le corps ou le visage, ils tonifient la peau, apaisent tous les problèmes cutanés (eczéma, psoriasis, boutons…). On peut les utiliser comme toniques après le démaquillage, comme ingrédients dans les cosmétiques, comme soins capillaires en friction, pour apaiser une peau sensibilisée par le feu du rasoir, sur les peaux irritées ou prurigineuses, sur des paupières gonflées de fatigue, pour le soin des fesses de bébé…

> ### Hydrolathérapie
> *Généralement en cure de 40 jours, à raison d'une cuillère à soupe dans un litre d'eau, à boire par petites gorgées tout au long de la journée, et à choisir en fonction des effets recherchés.*

♦ En pulvérisation
Pour tonifier la peau avant le maquillage ou avant l'application d'une crème de jour, au cours de la journée pour réhydrater la peau, avant de se coucher comme seule nuisette pour sentir délicatement bon.

♦ En bain
Pour une détente du corps et de l'esprit, intégrer 15 ml d'hydrolat choisi en fonction de l'effet désiré (5 ml seulement pour un bébé).
En bain de bouche pour soigner, tonifier et entretenir une bonne hygiène bucco-dentaire : 1 à 2 cuillères à soupe dans un verre d'eau tiède.
En bain d'œil pour calmer les irritations et apaiser les yeux secs et fatigués : un mélange à 50 % d'eau de source et d'hydrolat à poser sur l'œil ouvert durant 2 minutes, à l'aide d'un petit récipient que l'on appelle « bain d'œil ».

♦ En cuisine
Pour apporter une note différente à vos plats, sauces et desserts, boissons chaudes, pour personnaliser des cocktails de jus de fruits, fabriquer des glaçons… tout en se faisant du bien.

♦ En usage domestique
Dans l'eau du fer à repasser, dans le bac à adoucissant de la machine à laver…

Les huiles essentielles durant la grossesse

ATTENTION DANGER

Pas d'huiles essentielles les trois premiers mois de grossesse
À partir du 4ᵉ mois de grossesse et durant l'allaitement :
Proscrire toutes les huiles essentielles à cétones, phénols et aldéhydes (voir page 21)
Réserver l'usage thérapeutique des huiles essentielles à des besoins précis, de courte durée, et si possible sur les conseils d'un spécialiste
Ne pas prendre en interne en automédication mais consulter un médecin aromathérapeute

Si certaines huiles essentielles sont à proscrire durant la grossesse, il ne saurait être question de se priver de leurs bienfaits durant cette période où notre corps comme notre psychisme ont autant besoin d'être soutenus. Toutes ne sont pas dangereuses heureusement, cela dépend aussi de la dose et du mode d'administration.

D'une manière générale et par précaution, on préfère éviter leur utilisation durant les trois premiers mois de la grossesse sans les conseils d'un médecin aromathérapeute. Ensuite, préférez employer les produits spécialement étudiés pour les femmes enceintes et allaitantes, il y en a d'excellents.

En général, les huiles essentielles riches en monoterpénols, en monoterpènes et en esters peuvent être utilisées (voir page 20).

Les huiles essentielles riches en cétones (neurotoxiques à haute dose), ou en phénols (molécules anti-infectieuses puissantes mais irritantes) doivent être évitées systématiquement pendant la grossesse et toute la durée de l'allaitement. Éviter tout particulièrement la sauge officinale, la menthe poivrée, le cèdre de l'Atlas, le romarin officinal, le thym à thymol ou carvacrol… Prudence aussi avec les huiles à éthers comme celles de basilic ou d'estragon…

Quels sont les risques pour l'enfant ?

Les périodes les plus cruciales pour le fœtus sont les tout premiers jours de la conception et la période où se forment des organes, entre le 20ᵉ et le 100ᵉ jour (4ᵉ mois), soit la phase de multiplication cellulaire.

Les huiles essentielles étant très lipophiles (se dissolvent dans les corps gras), elles risquent d'aboutir, même si c'est en assez faible quantité, dans les tissus fœtaux en développement ou dans le lait maternel, riche en corps gras.

Les risques sont liés à la composition chimique des huiles essentielles et à leur caractère potentiellement neurotoxique comme certaines cétones qui détruisent les graisses et peuvent dégrader la gaine de myéline qui protège les cellules nerveuses.

Le second type de risque est lié au potentiel emménagogue de certaines molécules, c'est-à-dire qui provoquent ou régularisent les règles, pouvant engendrer des contractions précoces. Certaines huiles essentielles contenant des cétones peuvent également provoquer un accouchement prématuré.

ATTENTION DANGER

Ne jamais dépasser 5 % d'huiles essentielles diluées dans un support pour l'application cutanée
Préférer les produits finis conçus pour les femmes enceintes et allaitantes car les huiles essentielles sont bien sélectionnées et leurs dosages appropriés

Les huiles essentielles pour les enfants

ATTENTION DANGER

Elles doivent être adaptées à l'âge, et à la problématique. Il est pour cela fortement conseillé de toujours prendre l'avis d'un spécialiste en aromathérapie

Il est possible d'utiliser les huiles essentielles chez les enfants à condition de respecter certaines précautions. Toutes les huiles essentielles ne sont pas indiquées pour tous les enfants. Certaines peuvent en effet faciliter l'apparition de crises d'épilepsie ou de convulsions, des spasmes bronchiques ou glottiques…, surtout chez les tout jeunes.
On privilégie l'application sur la peau et la diffusion dans l'atmosphère ou la goutte sur un mouchoir, l'oreiller ou le doudou.

ATTENTION DANGER

Par prudence, on demande toujours l'avis d'un spécialiste en aromathérapie avant d'utiliser des huiles essentielles pour les enfants en dessous de 6 ans.
- *Proscrire toutes les huiles essentielles à cétones et phénols.*
- *Réserver l'usage thérapeutique des huiles essentielles à des besoins précis, de courte durée, et si possible sur les conseils d'un spécialiste*
- *Ne pas donner en interne !!!*

En application cutanée

Sauf exception, on dilue toujours les huiles essentielles dans une huile végétale bio (de jojoba, d'amande douce, de coton…).

- Chez les nourrissons et jusqu'à 36 mois : une seule goutte par application est amplement suffisant, 2 à 3 fois par jour, et on privilégie le massage des pieds, des jambes et du dos.
- Après 3 ans : on peut aller jusqu'à 2 à 3 gouttes par application, 2 à 3 fois par jour en fonction de l'âge.

ATTENTION DANGER

Attention à ce que l'enfant ne touche pas l'huile avec les doigts et ne se frotte les yeux.

Dans le bain

Ne pas oublier que les huiles essentielles ne se mélangent pas avec l'eau et qu'il faut toujours pour cela les diluer auparavant dans un support tel un savon liquide (voir page 54).

- Jusqu'à 1 an, dans une petite baignoire pour bébé, n'ajoutez pas plus d'1 à 2 gouttes d'huile essentielle.
- De 1 à 3 ans, vous pouvez mettre 3 gouttes d'huile essentielle.
- De 3 à 6 ans : 3 à 6 gouttes en fonction de l'huile essentielle.
- De 6 à 12 ans : 5 à 7 gouttes.

En diffusion dans l'atmosphère

Éviter de diffuser des huiles essentielles dans la pièce lorsque s'y trouve un enfant de moins de 3 ans. Vous pouvez diffuser durant 5 minutes, puis couper le diffuseur et y faire entrer l'enfant.

Au-delà, ne pas diffuser en continu mais 5 minutes par heure suffisent.

ATTENTION DANGER

Attention à la diffusion des essences d'agrumes, qui sont parfois un peu irritants pour les muqueuses respiratoires. En général, 2 à 3 minutes de temps en temps pour l'ambiance suffisant.

Les huiles essentielles dans les cosmétiques

CONSEIL

Mise en garde

L'aromathérapie est devenue très à la mode et il n'est de lessive, détergents divers et surtout produits cosmétiques qui ne s'annoncent « aux huiles essentielles ».

Sachez qu'il suffit de mettre moins de 0,01 % d'huile essentielle dans une crème pour pouvoir afficher « aux huiles essentielles » sur l'étiquette…

Nous sommes de plus en plus nombreux à désirer des cosmétiques naturels de qualité qui soient à un prix abordable : trois notions rarement compatibles dans les cosmétiques du commerce.

Fabriquer ses propres cosmétiques, c'est s'assurer de produits naturels et sains pour se gâter d'une manière ludique et à prix raisonnable, d'autant qu'il est devenu très facile de trouver des matières premières biologiques et de qualité irréprochable.

En plus, les huiles essentielles agissent comme conservateurs dans les produits, ce qui permet de garder ses cosmétiques plusieurs mois sans problème.

Les recettes qui vous sont proposées dans ce livre (troisième partie) sont à dessein très faciles et rapides à préparer. Elles sont là pour vous indiquer les bons gestes et les bonnes proportions, afin que vous puissiez ensuite réaliser vos propres recettes en fonction de vos goûts et vos envies. Il existe aussi des livres de recettes et des ateliers si vous désirez aller plus loin.

De nombreuses huiles essentielles ont un pouvoir d'activation du métabolisme de régénération des cellules du derme et toutes sont assainissantes.

Attention cependant, toutes les huiles essentielles ne sont pas indiquées pour cette utilisation, notamment les huiles dermocaustiques.

Les meilleures huiles essentielles pour la peau sont celles à forte proportion de molécules faisant partie de la famille des monoterpénols, molécules qui sont très bien tolérées par la peau et qui l'aident à se régénérer.

Comment ?

On peut intégrer les huiles essentielles dans des compositions cosmétiques à raison de 1 à 5% maximum suivant l'huile et l'usage (la peau du visage est plus fine et fragile que la peau des jambes par exemple).

Les huiles essentielles peuvent être :
- *intégrées dans un support gras (huiles végétales, beurres végétaux)*
- *intégrées dans un gel d'aloe vera ou de silice*
- *émulsionnées dans un lait ou une crème*
- *intégrées dans une base moussante (gel douche, shampooing…)*

Les huiles essentielles utilisées, doivent être 100% pures et naturelles, et si possible de qualité biologique.

Précautions

- Pour le visage : ne pas dépasser 1 à 2 % de la composition.
- Attention aux yeux, éviter en général le contour immédiat où la peau est très fine et très fragile, on privilégie l'utilisation des hydrolats.
- Toujours effectuer un test avant d'appliquer sur une zone étendue.

◆ Une remarque : les huiles essentielles sont très actives, elles agissent même à 1 % dans une préparation.

Le parfum aromatique

Le parfum est comme un vêtement olfactif qui parle de vous et dévoile votre personnalité.

Aujourd'hui, la majeure partie des composants aromatiques des parfums sont de synthèse, et contiennent de l'alcool. Pour revenir à des sensations plus naturelles et éviter le passage d'alcool et de composants chimiques synthétiques dans l'organisme pourquoi ne pas réaliser soi-même ou se faire réaliser un parfum aromatique ?

Les précautions sont les mêmes que pour un usage cosmétique.

Pour trouver la bonne formule, il faut déjà définir les odeurs que vous préférez et qui vous font du bien. Les critères peuvent varier en fonction de votre peau (sentez-les après application sur une petite zone de peau car chaque peau a des caractéristiques qui transforment les fragrances), et aussi de votre vécu et de votre état psycho-émotionnel du moment. Ensuite il faut savoir qu'un parfum bien conçu, naturel ou non, doit posséder une architecture :

◆ Une note de tête : l'odeur que l'on perçoit immédiatement.
◆ Une note de cœur : que l'on perçoit ensuite, une fois que les fragrances de tête se sont volatilisées. Elle détermine le caractère dominant du parfum.
◆ Une note de fond qui donne le corps du parfum et qui le fixe : composée en général de molécules moins volatiles

À RETENIR

Un parfum naturel sans alcool ne peut tenir aussi longtemps qu'un parfum contenant de l'alcool. Il est facile de remédier à cet inconvénient en l'appliquant plus souvent. Mais si vous désirez vraiment qu'il tienne plus longtemps, vous pouvez remplacer l'huile végétale par de l'alcool, de préférence de la vodka qui a peu d'odeur et qui risque moins de « gâcher » votre création.

qui font durer le parfum dans le temps en le faisant tenir sur la peau.

C'est pour cela qu'un parfum est un produit dynamique qui se modifie dans le temps.

Des notes de tête : des odeurs fraîches et boisées

Basilic, bergamote, camomille, coriandre, cumin, estragon, genièvre, lavande, citron, mandarine, orange, petit grain, pin, menthe, verveine citronnée… et d'autres…

Des notes de cœur : des odeurs chaudes et fleuries

Géranium, girofle, gingembre, jasmin, lavande, lemongrass, marjolaine, palmarosa, romarin, rose, sauge sclarée, thym doux, ylang-ylang et d'autres…

Des notes de fond (ou de base) : des odeurs intensives

Benjoin, bois de cèdre, bois de gaïac, bois de santal, myrrhe, oliban, patchouli, vétiver et d'autres…

Comment réaliser son propre parfum

- *Dans un flacon de 10 ml avec compte-gouttes mettez 5ml d'une huile végétale à l'odeur douce telles le jojoba ou le coton.*
- *Ajoutez 1 goutte d'une note de fond, 1 goutte d'une note de cœur et 1 goutte d'une note de tête, et mélangez bien. Faites un test sur la peau.*
- *Pour intensifier le parfum ajoutez goutte après goutte les notes de cœur d'abord puis de tête et enfin seulement de fond. Attention à la note de fond qui est puissante et qui ne doit pas recouvrir le tout !*
- *Pour un parfum équilibré, on trouve en général 60% de tête, 25% de cœur et 15% de fond. Ne mettez pas plus de 20 gouttes au total d'huiles essentielles.*
- *Agissez par tâtonnements successifs puis quand vous êtes content(e) de votre résultat, complétez le flacon avec l'huile végétale.*

N'oubliez pas de noter les proportions si vous voulez le réaliser à nouveau !

Les fragrances vont s'unir et s'harmoniser avec le temps et n'atteindra sa maturité qu'au bout de 3 semaines environ

Les huiles essentielles pour les animaux de compagnie :
chiens, chats, hamsters, lapins…

Si nos animaux de compagnie ont beaucoup perdu de cette capacité instinctive à s'autosoigner par les plantes, l'instinct n'a cependant pas disparu : le chien par exemple continue à manger les herbes du jardin quand il ressent le besoin de se purger. Il est par conséquent important de respecter les réflexes de rejet des animaux lorsqu'on leur présente une huile essentielle.

Tout comme nous, les animaux peuvent profiter de ce que nous offrent les plantes pour soigner leurs problèmes dermatologiques, articulaires, respiratoires, digestifs, avec une grande efficacité.

Il ne faut cependant pas perdre de vue que les huiles essentielles sont actives et puissantes, et que leurs utilisations demandent autant, sinon plus, de précautions que pour nous. Et tout comme chez l'homme, un soin aromatique doit être intégré dans un cadre de gestion correcte de la santé de l'animal, lui offrant une bonne hygiène de vie globale : alimentation, exercices physiques, bons traitements affectifs…

Les précautions d'utilisation pour un animal ne sont pas toujours les mêmes que chez les hommes car :
- leur surface cutanée est différente de la peau humaine (par exemple ils ne transpirent pas)
- leur odorat très puissant leur donne une hypersensibilité aux odeurs

- il faut tenir compte de leur poids, nettement inférieur au poids d'un adulte humain, souvent comparable à celui d'un enfant, et encore moins lorsqu'il s'agit d'un hamster !

Par voie interne

Elle peut être très efficace dans certains cas mais reste risquée sans connaissances. Au niveau familial et sans conseils d'un vétérinaire formé à l'aromathérapie, il est recommandé d'éviter toute prise d'huiles essentielles par voie interne afin d'éviter tout danger.

Par voie externe

C'est la voie d'administration à privilégier ; on peut diluer les huiles essentielles à des gels, des huiles végétales, des shampoings, etc., ou bien les diffuser dans l'atmosphère.

Les règles de base sont sensiblement les mêmes que celles que l'on respecte déjà pour nous :
- Éviter les huiles essentielles photosensibilisantes (les agrumes) et les huiles essentielles dermocaustiques et sensibilisantes (le test cutané reste valable chez les animaux), comme les huiles essentielles riches en phénols, en cétones et en aldéhydes.
- Toutes ces huiles sont à diluer fortement (attention, le pelage peut parfois masquer une irritation cutanée).
- Ne jamais appliquer d'huiles essentielles sur les muqueuses sensibles : truffe, lèvres, zone ano-génitale, oreille (pavillon comme le conduit auditif externe, encore moins à l'intérieur)…

Par application cutanée

Pour un soin aromatique, il est important de faire un test de tolérance, puis d'appliquer l'huile essentielle à rebrousse-poil et de préférence sur des zones que l'animal ne peut pas lécher (échine...), ou de recouvrir la zone que l'on traite par un bandage.

La dilution des huiles essentielles dans une huile végétale n'est pas pratique car difficile à appliquer à cause du pelage parfois dru. Il est plus aisé d'utiliser un gel non gras à base de carbomère qui pénètre rapidement et facilement la couche épidermique. On l'utilise en particulier pour les problèmes articulaires et musculaires, plaies de surface.

L'utilisation des huiles essentielles dans le shampoing est le mode d'application le plus pratique car les molécules aromatiques sont réparties uniformément. On utilise le mode d'administration pour une action antiparasitaire ou antifongique, ou pour stimuler l'ensemble de l'organisme.

En diffusion

Attention de choisir une huile essentielle parfaitement adaptée à la race de l'animal et au type de problème à soigner. Mettre l'animal dans une pièce assez petite. Ne pas diffuser plus de 10 minutes et laisser l'animal au moins 20 minutes dans la pièce.

> ### Les chats : un cas particulier
>
> *D'abord les chats ont la peau très fine et donc plus facilement irritable par les huiles essentielles. Ensuite le chat ne dispose pas de glucuronyl-transférase, une enzyme qui permet de catalyser certaines molécules aromatiques au niveau du foie afin de les rendre solubles dans les urines et les éliminer. Pour cette raison, de nombreuses huiles essentielles sont hépatotoxiques (toxiques pour le foie) pour lui car ces molécules toxiques s'accumulent dans le foie jusqu'à ce que cela devienne mortel. Il est donc strictement contre-indiqué d'utiliser les huiles essentielles en interne chez le chat sans l'avis d'un spécialiste. Et d'éviter totalement les huiles essentielles qui contiennent des phénols et des cétones.*

Par ailleurs, le nombre et la qualité des cellules olfactives du chat le rendent hypersensible aux odeurs et les molécules aromatiques sont parfois très proches des phéromones. Un chat peut donc se retrouver très fortement perturbé par l'olfaction des huiles essentielles.

Et pour finir, un chat pèse en moyenne entre 3 à 5 kilos, soit le poids d'un… bébé humain chez lequel on n'utilise pas les huiles essentielles…

Donc pour les chats :
- Les habituer dès leur plus jeune âge aux huiles essentielles en en diffusant de temps à autre dans la maison (pour vous).

- Le caresser régulièrement en ayant préalablement frotté vos mains avec une goutte d'huile essentielle, il s'habituera ainsi progressivement.
- On peut soigner son chat pour les problèmes respiratoires ou pour stimuler son système immunitaire.
- En revanche, en cas de problèmes infectieux bactériens ou parasitaires, éviter la prise en interne sans de bonnes connaissances, et le mieux reste de consulter un vétérinaire aromatologue.

Pour éviter tout risque, utiliser les hydrolats empêchera toute erreur. Sans aucune toxicité, ils peuvent être vaporisés sur le chat (dilués à 50 %), utilisés pour nettoyer des plaies ou des zones eczémateuses, donnés en interne…

Les huiles essentielles dans les produits ménagers

Les huiles essentielles sont utilisées non seulement pour leurs effets assainissants et antiseptiques, mais aussi et surtout pour le plaisir des odeurs, qui sont naturelles !

On utilise en général les essences d'agrumes, fraîches et revitalisantes (pour le citron ou la bergamote…) ou encore « cocoonantes » (pour l'orange, la mandarine…), et les huiles essentielles de conifères (pins, sapins, épinettes…) pour leur effet tonifiant et respiratoire.

Comment ?

- *2 gouttes sur le sac d'aspirateur pour embaumer toute la maison*
- *3 gouttes dans l'eau de lessive des sols*
- *2 gouttes dans le bac à adoucissant du lave-linge*
- *3 gouttes dans une huile d'olive pour cirer les meubles*
- *Quelques gouttes sur un coton toutes les semaines dans un placard ou un frigo pour assainir et chasser les mauvaises odeurs*
- *Quelques gouttes de lavande sur un sachet de fleurs séchées ou sur une boule de bois dans une penderie pour éloigner les mites*
- *Quelques gouttes de cèdre sur la caisse intérieure en bois d'un piano pour lui éviter d'être grignoté par des mites*
- *Etc..*

3

Les 12 huiles essentielles

pour commencer sa trousse aromatique

Toutes les huiles essentielles sont...

- **Actives**, tant sur le plan physique que sur les plans psycho-émotionnel et subtil.
- **Antiseptiques** et quasiment toutes antivirales ; elles renforcent les défenses immunitaires naturelles de l'organisme.
- **Stimulantes émonctorielles** (élimination, dépuration) :
Chacune des huiles essentielles utilise un émonctoire, un organe ou une fonction du corps, de prédilection : foie, poumon, appareil urinaire, peau, gros intestin... Même par une utilisation en externe, chaque huile essentielle agit d'une manière spécifique qui lui est propre.
- **Équilibrantes**
L'usage des huiles essentielles rééquilibre ou stabilise le terrain. Elles peuvent ainsi être utilisées en prévention.

Et le plaisir dans tout ça ?

Douces, fleuries, puissantes, les fragrances des huiles essentielles apportent à l'esprit apaisement, réconfort, bien-être...

Basilic tropical

Ocimum basilicum L. var. basilicum

> *Défait les spasmes*
> *Améliore la digestion*
> *Apaise le stress*

CE QU'EN DIT LE PRODUCTEUR

Le basilic aime avoir la tête au soleil et les pieds dans l'eau. Il est important de le protéger des refroidissements qui le stressent, et il lui faut ses cinq heures d'ensoleillement quotidien pour pouvoir offrir ses meilleurs arômes !

Sa taille varie de 50 à 60 cm. Ses tiges, dressées, ramifiées, ont tendance à devenir ligneuses et touffues. Ses feuilles sont vert pâle à vert foncé et ses fleurs petites et blanches. Pour améliorer le rendement, on préfère cueillir les feuilles de manière régulière de façon à ce que les rameaux localisés à l'aisselle se développent.

Récolté généralement de mai à octobre, le basilic tropical offre après distillation une huile essentielle au rendement relativement faible.

Son prix varie entre 8 et 12 euros les 10 ml.

Choisissez le de qualité biologique pour bénéficier de sa parfaite qualité alimentaire. Vous pourrez ainsi l'associer avec bonheur à de l'huile d'olive et faire entrer le soleil chez vous même en hiver.

Les Anciens le savaient déjà

Les parents méfiants qui voulaient vérifier que le prétendant de leur fille n'était pas un coureur de jupons lui glissaient un brin de basilic dans la main : si l'herbe se desséchait en quelques secondes, le jeune homme était renvoyé d'office.

La présence de basilic sur un terrain indique de bonnes radiations telluriques.

Symboles et légendes

En France au XIXe siècle, le basilic symbolisait la haine car on disait que la plante poussait mieux si elle était injuriée. Pourtant à Rome, il était le symbole de l'amour. En Inde, on brûle du basilic pour entrer en contact avec le paradis lors des rites funéraires, et il est le symbole du détachement et de la foi. Pour les Chinois, il permet d'entrer en contact avec les esprits ; en Afrique, il conjure les mauvais sorts et protège des esprits malins.

Offrir du basilic aujourd'hui exprime un souhait de bonne chance pour la personne qui le reçoit.

L'hydrolat de basilic

En cas de troubles digestifs : gaz, ballonnements, spasmes intestinaux, transit perturbé, nausées…, diluez une cuillère à soupe d'hydrolat de basilic dans 1 litre d'eau, à boire tout au long de la journée par petite gorgée. Un avantage : même les enfants et les femmes enceintes peuvent en bénéficier ! Il favorise aussi la production de lait maternel (galactogène).

L'origine de son nom : basilic vient du grec ancien basilikon qui signifie « royal »

Ses autres noms : basilic exotique, basilic des jardins, herbe royale, herbe aux sauces, balicot, calament, orange des savetiers, …

Son nom latin : ocimum basilicum L. var. basilicum

Sa famille : les lamiacées (comme la lavande, la menthe, la sauge, le thym…)

Son rendement : la distillation de 1 kg des sommités fleuries du basilic donne environ 10 ml d'huile essentielle (environ 350 gouttes)

Ses principaux composés biochimiques : environ 200 composés différents méthylchavicole (ou estragole), eugénol (soit environ 90% d'éthers) ; 1,8 cinéole (oxyde), linalol (alcool)…

Sa fragrance : camphrée, herbacée, épicée

La couleur de sa robe : jaune clair à jaune ambré

Sa période de récolte : entre mai et octobre selon le terrain et l'ensoleillement

Son ordre de prix : €€

À ne pas confondre avec le basilic grand vert, le basilic citron, le basilic à feuille de laitue, le basilic cannelle, le basilic camphré, le basilic sacré, … proche par sa composition biochimique de l'estragon

Ses contre-indications :
Dermocaustique, l'huile essentielle de basilic doit toujours être diluée dans une huile végétale, à 20% environ. Stupéfiante à haute dose, l'huile essentielle de basilic s'utilise avec précautions, et n'est utilisable chez les enfants et les femmes enceintes ou allaitantes que sur les conseils précis d'un vrai spécialiste.

MES COSMÉTIQUES

Si vous aimez son odeur, tout de même un peu forte, vous pouvez l'utiliser pour assainir et tonifier la peau. Pour cela, et seulement si vous en appréciez l'odeur, appliquez sur le visage une goutte d'huile essentielle de basilic diluée dans un peu de votre crème de jour, ou bien dans quelques gouttes d'huile végétale de jojoba.

En application cutanée

L'huile essentielle de basilic tropical est souvent trop irritante pour l'appliquer pure sur la peau, il est plus prudent de toujours la diluer avec une huile végétale.

Reine des huiles essentielles antispasmodiques, grâce à son taux élevé en estragole, le basilic défait tous les nœuds, toutes les tensions, tout ce qui serre et qui en devient douloureux.

Digestion difficile, ballonnements, aérophagie

Lorsque la digestion est entravée par des crampes abdominales, d'estomac ou des intestins d'origine nerveuse, versez un peu de macérat huileux de millepertuis dans le creux de votre main et ajoutez-y 3 gouttes de basilic. Massez votre ventre, et plus particulièrement au niveau de l'inconfort, dans le sens du transit, c'est-à-dire dans le sens des aiguilles d'une montre, durant deux bonnes minutes. Son action carminative (qui favorise l'expulsion des gaz résultant de la fermentation intestinale, tout en réduisant leur production) fait merveille sur tous les problèmes d'aérophagie, en complément bien sûr d'un réglage alimentaire individualisé.

Indigestion, nausées, mal des transports

Le basilic régule les fonctions intestinales et régénère le foie. En cas de nausées, massez votre foie avec 2 gouttes d'huile essentielle de basilic diluées dans une cuillère à café d'huile végétale de jojoba. Le foie se trouve à droite, sous les dernières côtes.

Nervosité, stress

Le stress entraîne des spasmes du plexus et des muscles respiratoires, tels les trapèzes par exemple, qui rendent nos épaules si douloureuses. Son action antispasmodique permet de relâcher tous ses muscles afin de permettre de mieux respirer et donc de mieux gérer son stress.
Pour cela, mettez-en directement une trace au niveau du plexus solaire, dans le creux formé par les dernières côtes, et tâchez de respirer avec le diaphragme (respiration abdominale).

Tensions musculaires et crampes

L'huile essentielle de basilic soulage efficacement les tensions musculaires et les crampes en relâchant les contractures.
Massez pour cela les muscles douloureux avec 3 gouttes d'huile essentielle de basilic diluées dans une cuillère à soupe d'huile végétale de calophylle.

Règles douloureuses

Le basilic régularise le cycle menstruel et apaise les règles douloureuses.
Remplissez un bol avec 300 ml d'eau chaude, dans laquelle vous mettez 2 gouttes d'huile essentielle de basilic. Trempez une petite serviette, essorez-la, appliquez-la sur le bas-ventre et reposez-vous quelques minutes. Renouveler l'opération jusqu'à ce que l'eau tiédisse. Recommencez si besoin plusieurs fois dans la journée.

Contre le hoquet : un petit miracle

Le hoquet se caractérise par une succession de contractions spasmodiques, incontrôlables et involontaires du

DANS LA CUISINE

un aromate incontournable de la cuisine méditerranéenne, et plus particulièrement de la cuisine italienne. Il fallait bien trouver un moyen de digérer des pâtes mangées à tous les repas. Merci au basilic, reine des plantes digestives !
Une huile parfumée pour vos assaisonnements
Dans votre bouteille d'un litre d'huile d'olive biologique de première pression à froid, ajoutez 10 à 15 gouttes d'huile essentielle de basilic selon votre goût. Outre le plaisir d'en agrémenter vos salades et autres crudités, cette huile digestive assainit tout le système intestinal, vous débarrassant des gaz embarrassants.
Un pesto maison
Faites dorer légèrement 30 g de pignons de pin et mixez-les avec une demi-gousse d'ail, 125 ml d'huile d'olive et 50 g de parmesan râpé. Ajoutez 3 gouttes d'huile essentielle de basilic tropical, saler, poivrez, et goûtez pour ajuster avant de servir.

DANS LA MAISON

*Les mouches et les moustiques détestent l'odeur du basilic.
Si vous n'avez pas de pots de basilic sur le rebord de vos fenêtres, vous pouvez mettre 3 gouttes d'huile essentielle de basilic dans un vaporisateur plein d'eau, bien mélanger, et en vaporiser les cadres des fenêtres.*

diaphragme, petits soucis parfaitement dans les cordes du basilic ! Passez alors votre doigt à l'intérieur du bouchon d'huile essentielle de basilic pour n'en prélever qu'une trace et sucez votre doigt en gardant votre salive une petite minute dans la bouche avant de l'avaler.

Un massage pour le soir

Un massage à l'huile essentielle de basilic en période de stress, quand les muscles en deviennent douloureux, permet de lâcher prise et de favoriser le sommeil.
Remplissez le creux de votre main avec de l'huile végétale de noyaux d'abricot, dans laquelle vous ajoutez 10 gouttes d'huile essentielle de basilic. Le massage doit être lent et doux si vous allez vous coucher ensuite, plus vigoureux et rapide si vous êtes encore entre deux dossiers.

Un bain antistress

Le basilic, en dénouant les spasmes musculaires, détend et apaise ; son effet tonifiant permet de repartir avec courage et énergie.
Mettez un peu de shampoing dans le creux de votre main et mélangez-y 5 gouttes d'huile essentielle de basilic tropical, puis dispersez le mélange dans l'eau chaude, juste avant d'y rentrer.
Ce bain est également souverain durant une convalescence.

En olfaction

À faible dose, l'huile essentielle de basilic tropical rééquilibre le système nerveux et aide au lâcher prise. Elle tonifie en cas de fatigue et relaxe en cas de colère.

On peut la diffuser dans l'atmosphère, l'inhaler, la respirer sur un mouchoir…

Stress, surmenage, épuisement intellectuel

En cas de surmenage, quand vous êtes à la fois épuisé(e) et à cran, respirez le basilic directement au flacon ou bien mettez 2 gouttes sur un mouchoir. Le basilic est à la fois tonique et décontractant. Il favorise la concentration et la mémoire, donne du courage et combat la déprime latente en régulant la sérotonine : l'hormone du bonheur.

Sommeil

Mettre une goutte d'huile essentielle de basilic sur l'oreiller permet de lâcher ses préoccupations, favorisant ainsi un endormissement serein.

Crise d'asthme ou spasmophilie

Inspirez profondément par le nez l'huile essentielle de basilic, puis soufflez doucement et le plus longuement possible par la bouche comme si vous souffliez sur la flamme d'une bougie pour la faire courber sans l'éteindre. En pleine crise de spasmophilie, massez également votre plexus avec une goutte d'huile essentielle de basilic et une goutte d'huile végétale.

Rhinite allergique

Pour stopper les séries d'éternuements qui s'enchaînent parfois durant plusieurs minutes, respirez un mouchoir sur lequel vous avez déposé une goutte d'huile essentielle de basilic, et encore mieux : passez votre doigt à l'intérieur du bouchon pour prélever une trace d'huile essentielle, que vous mettez dans votre bouche, en gardant votre salive une petite minute avant de l'avaler.

Toux

Le basilic apaise autant les toux sèches par son effet relaxant sur tous les muscles, que les toux productives par ses propriétés mucolytiques (qui fluidifient les sécrétions de mucus). Diffusez de l'huile essentielle dans l'atmosphère 5 minutes toutes les heures.

Peurs, anxiété

Le basilic tropical est apaisant ; il libère de la morosité et possède même un effet euphorisant. Respirez son huile essentielle directement au bouchon lorsque vous en éprouvez le besoin.

Originaires de l'Inde, il existe plus de 150 variétés de basilics. Néanmoins, seules quelques espèces sont utilisées pour la production d'huile essentielle, que l'on classe selon leurs composants chimiques majoritaires : les basilic à estragole (comme le basilic tropical), les basilics à linalol, et les basilics à linalol et eugénol, comme le basilic grand vert.

Le basilic tropical se rapproche beaucoup de l'estragon (artemisia dracunculus), qui a donné son nom d'estragole au méthylchavicole. Le choix entre l'estragon et le basilic tropical se fait selon l'affinité avec l'odeur, sachant que l'estragon étant plus difficile à distiller, il est aussi plus cher.

Examens

Le basilic est le compagnon parfait en période d'examen. Tonique, il stimule le système nerveux central, favorisant clarté d'esprit, concentration, mémoire, et donnant courage et détermination.

Pour ôter l'envie d'une cigarette

Lorsque l'envie de fumer se fait sentir, suivez les conseils de l'aromatologue Guillaume Gérault : prenez une rapide et grande (très grande) bouffée d'air par la bouche en mettant le flacon ouvert juste devant. À faire sept à dix fois.

CE QU'EN DIT LE THÉRAPEUTE

L'effet du basilic sur notre psychisme et nos émotions

Le basilic est le compagnon des personnes stressées qui ne peuvent pas prendre de vacances.

Sa devise pourrait être «comme un lézard au soleil», car même s'il apaise et nous permet de relâcher nos tensions, il nous aide à garder notre clairvoyance. Ainsi, ce petit lézard qui se prélasse au soleil a l'air de dormir profondément, mais essayez donc de l'attraper !

Quand la colère monte, respirer de l'huile essentielle de basilic tropical aide à désamorcer les bombes.

Citron

Citrus limonum

- *Régule et soutient le foie*
- *Fluidifie le sang*
- *Assainit l'atmosphère*

CE QU'EN DIT LE PRODUCTEUR

Porté par un arbuste épineux de 5 à 10 m de haut, le citron est un agrume à l'écorce épaisse et parfumée dont on tire l'essence, et qui a besoin pour se développer de chaleur et de soleil.

Les grands parfumeurs s'accordent à dire que la plus belle qualité d'essence de citron, dite « feminello », est produite en hiver, à Messine, au nord de la Sicile.

Son parfum unique, identique à celui du fruit, est vif et racé.

Par sagesse, achetez l'huile essentielle de citron courant mars pour être au cœur de sa fraîcheur!

Son prix en 10 ml varie entre 5 et 6 euros, et il est indispensable de le consommer de qualité biologique. Pour préserver sa finesse aromatique et ses qualités thérapeutique, il est conseillé de le conserver au réfrigérateur.

Les Anciens le savaient déjà

Que de trucs, d'astuces, de recettes pour ce citron qui semble pouvoir tout faire : enlever la rouille, nettoyer les cuivres, éloigner les fourmis, éclaircir les cheveux, soigner les boutons…

Symboles et légendes

Chez les Hébreux, le citron était symbole de perfection. On le trouve aussi comme un symbole de bonne fortune.

Dans le Middle West américain, les femmes faisaient souvent de la tarte au citron pour préserver leur couple de l'infidélité.

Et si vous rêvez de citron, il se pourrait que vous soyez las(se) de certaines choses qui ne vous donnent aucune satisfaction, et que cela vous laisse une amertume profonde.

L'hydrolat de citron

Ben non, l'hydrolat de citron n'existe pas puisque l'essence de citron n'est pas extraite par distillation à la vapeur d'eau. Mais pour vous consoler, voici la recette d'une limonade maison :

Mettez 3 gouttes d'essence de citron dans une cuillère à soupe de sirop d'agave ou de sève de kitul, ou tout autre sucre naturel liquide, et mettez le mélange dans une bouteille d'un litre d'eau gazeuse. Laissez le temps au sucre de se dissoudre avant de déguster bien frais.

En application cutanée

L'essence de citron a des vertus antiseptiques, anti-inflammatoires, tonifiantes,

---

L'origine de son nom : citron vient du grec ancien kitrion qui a donné le mot citrus
Ses autres noms : citron commun, citron doux, citron créole, citronnier, pomme de Médie, limon, limonier des anglais, ...
Ses noms latins : citrus limon L. Burm.f., citrus limonum, limon vulgaris, citrus medica L. var. limon
Sa famille : les rutacées (comme l'orange, la mandarine, et tous les agrumes...)
Son rendement : l'expression à froid de 1kg de zestes de citrons (soit une dizaine de citrons) donne environ 5 ml d'essence de citron (environ 170 gouttes)
Ses principaux composés biochimiques : environ 110 composés différents limonène, Ð-pinène et Ð-terpinène (90% de monoterpènes), citrals (aldéhydes), sesquiterpènes
Sa fragrance : acidulée, fruitée, fraîche
La couleur de sa robe : jaune pâle
Sa période de récolte : février - mars
Son ordre de prix : €

À ne pas confondre avec le cédrat (citrus medica), la lime ou citron vert (citrus aurentifolia), la limette, le combava (citrus hystrix), et tous les autres citrus ...

proche par sa composition biochimique de la lime, le pamplemousse, l'orange douce, ...

Ses contre-indications :
Toutes les essences d'agrumes sont photosensibilisantes ; il est donc préférable de ne pas s'exposer au soleil dans les heures qui suivent une application sur la peau.
L'essence de citron peut également être irritante pour les peaux sensibles.

MES COSMÉTIQUES

L'essence de citron ainsi que l'huile essentielle tirée des rameaux du citronnier entrent dans la composition de nombreux parfums aux senteurs d'agrumes. Astringente et antiseptique, l'essence de citron assainit les peaux grasses, adoucit, tonifie, cicatrise. Elle est efficace pour régler tous les problèmes de peau.

astringentes, cicatrisantes et adoucissantes qui la rendent précieuse pour la peau. Mais attention cependant car elle peut être irritante pour les peaux sensibles, il vaut mieux donc l'utiliser diluée dans une huile végétale.

Évitez de sortir au soleil après application sur la peau car les essences d'agrumes sont photosensibilisantes et risqueraient de vous laisser de jolies marques de bronzage très localisées et… indélébiles (j'ai testé pour vous… ça marche…).

Repas trop riches, digestion difficile

Le citron stimule, draine et régénère le foie qui a fort à faire lorsqu'on a fait un gros excès ou qu'on en enchaîne de multiples petits. De plus, l'essence de citron stimule la fabrication de la bile et son expulsion pour mieux digérer les graisses et faciliter le transit.

Dans ces périodes de marathons culinaires, massez tous les matins votre foie (situé à droite sous les dernières côtes), avec un mélange de 2 gouttes d'essence de citron et de 3 gouttes d'huile végétale de noyaux d'abricot.

Cellulite et jambes lourdes

L'essence de citron fluidifie le sang, active et tonifie la microcirculation, « dissout » les amas graisseux, soutient le pancréas, stimule les reins… Oh ! Je prédis que certaines vont rapidement l'adopter pour faire capituler leurs petits capitons. Pour cela, mettez dans le creux de votre main de l'huile végétale de calophylle et 5 gouttes d'essence de citron, et massez vos jambes du haut des genoux vers le bassin.

Pensez que le massage, surtout en palpé-roulé, sera à 50 % responsable du résultat final, et qu'en ma qualité de naturopathe, je ne peux que vous conseiller de réviser votre alimentation et pratiquer des activités physiques.

Affections buccales

L'essence de citron est ici souveraine par son action antiseptique et cicatrisante. Vos gencives sont enflammées, infectées, ulcérées, vous souffrez d'un aphte, d'une rage de dents…, bref vous avez mal.
Préparez-vous un bain de bouche avec de l'eau tiède et 3 gouttes d'essence de citron, et gardez-le le plus longtemps possible à l'intérieur de la bouche. Vous pouvez même l'avaler après !
Et si vous avez mal à la gorge, gargarisez-vous le plus longtemps possible, et avalez !

Acné, furoncles…

Déposez de l'essence de citron pure avec le bout de votre doigt sur chaque bouton. Son action antiseptique empêchera les bactéries de s'installer plus loin, et aidera la peau à se cicatriser.
À ne surtout pas faire avant de sortir au soleil, n'oubliez pas qu'elle est photosensibilisante !

Pinceaux de maquillage, embouts en mousse…

Pour éviter conjonctivites et autres petites inflammations des yeux, il est indispensable de régulièrement désinfecter ses outils de maquillage qui entrent en contact avec les yeux. Pour cela, mettez dans un godet ou un petit bol, une demi-cuillère à café de savon liquide pour la douche et 5 gouttes de citron. Mélangez bien puis ajoutez un peu d'eau et laissez les pinceaux tremper une petite heure.

MES COSMÉTIQUES

Shampoing assainissant pour cheveux ternes et gras
Dans un bol, mélangez avec une cuillère en bois une petite poignée de rhassoul (argile minérale naturelle) avec une cuillère à soupe d'huile de jojoba et un hydrolat de votre choix (ou de l'eau de source) afin d'obtenir une pâte onctueuse. Ajoutez-y 10 gouttes d'essence de citron. Appliquez la pommade sur les cheveux déjà mouillés, massez délicatement votre cuir chevelu et laissez poser 10 minutes, puis rincez abondamment.
Vous pouvez appliquer la même pâte (en ne mettant toutefois que 5 gouttes d'essence de citron) en couche épaisse sur le visage, en évitant soigneusement le contour des yeux. Ce masque purifie votre peau, l'adoucit et la tonifie. Attention de ne pas aller au soleil durant les deux heures qui suivent pour ne pas que votre peau se tache.

DANS LA CUISINE

Astuce : quand on n'a pas les fruits à la maison, il est possible de remplacer les citrons de toutes les recettes de cuisine par 1 ou 2 gouttes d'essence de citron. N'oubliez pas qu'une goutte d'essence est déjà du zeste concentré !

Le limoncello : la liqueur de citron italienne
Une liqueur digestive : portez à ébullition 250 g de sucre de canne bio avec 100 ml d'eau jusqu'à obtenir un sirop léger, puis laissez refroidir. Ajoutez-y 1 litre d'alcool type vodka à 45°, et 30 gouttes d'essence de citron. Mettez le mélange dans une bouteille opaque et laissez macérer pendant dix jours.

Puis rincez soigneusement et laissez sécher. À faire toutes les semaines !

Un massage pour les rhumatismes et les douleurs articulaires

Un massage à l'essence de citron soulage les douleurs d'arthrite, les inflammations articulaires, les rhumatismes. Il relaxe et revitalise. Peut-être devriez-vous aussi vous pencher sur votre alimentation ?

Un bain remonte-moral

Quand la déprime de fin d'hiver vous attrape, quand vous êtes surmené(e), que vous manquez d'énergie…, quelques gouttes de citron dans votre bain vous aidera à chasser les idées noires et retrouver entrain et bonne humeur !
Pour cela, mettez un peu de shampoing dans le creux de votre main et mélangez-y 10 gouttes d'essence de citron, puis dispersez le mélange dans l'eau chaude, juste avant d'y rentrer.

Par voie interne

L'essence de citron fait partie des essences indispensables à la pharmacie familiale.
Dénuée de toxicité, elle est facile et agréable à prendre en interne, même par les enfants et les femmes enceintes ou qui allaitent. Ce qui n'est pas une raison pour en abuser…

Un sirop pour l'hiver

Maladies infantiles, gros rhumes, mal de gorge, gastro, indigestion, constipation chronique, aigreurs d'estomac, convalescence, fatigue de fin d'hiver, vers intestinaux, manque d'appétit… tout est bon pour que le citron fasse ses preuves.

Préparez, dans un flacon en verre de 100 ml environ, un sirop avec 3 à 4 cuillères à soupe de miel liquide, 25 gouttes de propolis, 25 gouttes d'essence de citron. Complétez le flacon avec un hydrolat de menthe poivrée (ou celle que vous avez, ou encore de l'eau de source), et secouez longuement le flacon jusqu'à ce que le mélange soit homogène. Pour les petits Ours à partir de 3 ans, c'est une cuillère à café trois fois par jour.

Pour maman Ourse et papa Ours on remplace la cuillère à café par une cuillère à soupe.

Attention à tenir hors de portée des enfants : c'est trop tentant de siroter le flacon entier !

Nausées de la femme enceinte

Grande régulatrice du foie, l'essence de citron est aussi un excellent anti-vomitif. Prenez-en une goutte dans un peu d'eau le matin au réveil, avant même de vous lever. Au cours de la journée, quand la nausée monte, passez le doigt sur le flacon et sucez-le.

Ça marche aussi en voiture, et pour tous les âges (à partir de 30 mois).

Cure de détox

Par ses fonctions dépuratives (qui purifient et éliminent les toxines) du foie, des reins et du pancréas, l'essence de citron est un excellent allié dans les changements de saison.

Buvez tous les matins un grand verre d'eau tiède faiblement minéralisée, dans lequel vous mettez 1 goutte d'essence

DANS LA MAISON

Pour nourrir vos meubles tout en les protégeant des parasites et les faire briller, mélangez 5 cuillères à soupe d'huile d'olive, le jus d'un demi-citron et 10 gouttes d'essence de citron dans un bol. Passez le mélange à l'aide d'un chiffon en coton sur le bois, puis laissez sécher et faites briller avec un chiffon doux. Ambiance olfactive assurée !

Pour ne plus avoir d'araignées dans la maison, vous pouvez mettre quelques gouttes d'essence de citron dans un pulvérisateur d'eau et vaporiser le mélange sur les bordures des fenêtres et le pas des portes afin de les dissuader de passer. N'oubliez pas que les huiles essentielles et l'eau ne se mélangent pas, il est nécessaire de toujours bien agiter le pulvérisateur à chaque utilisation.

Avant la domestication humaine, les citrus ne comportaient que cinq espèces.
Le pamplemousse, le cédrat et la mandarine sont à la base de pratiquement toutes les variétés et hybrides existant de nos jours. Les citrus ont beaucoup de propriétés communes et quelques spécificités :
L'orange douce (citrus sinensis), gourmande, familière, rassurante, est plus douce que le citron et la chouchou des enfants qu'elle console et apaise.
Le pomélo (citrus paradisii) : portant le nom merveilleux de citrus du paradis, le pomélo est un hybride entre le pamplemoussier et l'oranger doux. L'originalité de l'essence de pomélo (que l'on trouve la plupart du temps sous le nom de pamplemousse), tient à ses actions particulièrement désintoxicantes et circulatoires du système lymphatique, qui la rend indispensable pour lutter contre la cellulite.

de citron. Bien remuer juste avant de boire car l'essence ne se mélange pas avec l'eau. À faire trois semaines à chaque changement de saison !

En olfaction

L'essence de citron est un bon tonique nerveux ; elle revitalise l'organisme, renforce la confiance en soi et chasse le pessimisme. Elle stimule également la production des globules blancs, et donc renforce l'immunité naturelle.

Mauvaises odeurs

Rien de tel que le citron pour assainir une pièce, un frigo, un lave-vaisselle, un placard, le linge, toute une maison… Lorsqu'il s'agit d'une pièce, le réflexe est d'abord d'aérer un bon coup en ouvrant grand les fenêtres, puis diffuser de l'essence de citron dans l'atmosphère 5 minutes toutes les heures (pas plus, les citrus peuvent être un peu irritants pour les muqueuses).

Pour un placard ou le frigo : ouvrez le flacon d'huile essentielle et enlevez le compte-gouttes en plastique, puis placez dedans un morceau de papier buvard qui dépasse du flacon et mettez le tout dans un coin où il ne risque pas d'être renversé. Le papier buvard fait office de mèche pour diffuser longuement les molécules antiseptiques du citron. Et en plus, ça sent bon !

Pour le lave-vaisselle : mettez 2 gouttes avec le liquide de rinçage et pour le linge : 2 gouttes dans le bac de l'assouplissant.

Chambre de malade

Lorsque le malade se lève pour prendre sa douche, profitez-en pour aérer en grand, puis diffusez de l'essence de citron 5 à 10 minutes, avant son retour !
Si la personne est alitée et ne peut quitter la pièce, cela reste important d'aérer la pièce, mais ne diffusez le citron que 2 ou 3 minutes toutes les heures pour ne pas irriter ses muqueuses.

Dépression hivernale

Diffusez de l'huile essentielle dans l'atmosphère 5 minutes toutes les heures.
Le citron revitalise et éclaircit le mental.

La bergamote (citrus bergamia), hybride de l'oranger amère et du limettier, la bergamote agit particulièrement sur la dépression saisonnière due au manque de soleil. Et puis encore : la mandarine, la clémentine, le cédrat, la limette, le combava, …

Mon compagnon à quatre pattes

L'essence de citron est un excellent vermifuge. Mettez-en 3 gouttes dans la gamelle de votre chien une fois par mois ou en cas de besoin.

CE QU'EN DIT LE THÉRAPEUTE

L'effet du citron sur notre psychisme et nos émotions

Comme sa devise, «un zeste de vitalité» nous le promet, le citron dissout la fatigue psychique et nous aide à relativiser et relever la tête.
Respirer de l'essence de citron, ouvre les portes de la créativité en facilitant les processus du désir de faire et d'agir.
Tout comme il draine le foie, il draine les veilles aigreurs enkystées, afin de laisser une place nette et fraîche pour un nouveau départ.

Cyprès

Cupressus sempervirens L.

- *Combat les infections virales*
- *Active la circulation sanguine*
- *Soigne les toux infectées*

CE QU'EN DIT LE PRODUCTEUR

Ce conifère résineux, majestueux et élancé, peut monter jusqu'à 30m de hauteur et vivre jusqu'à 2000 ans ! Son tronc est droit, son écorce rougeâtre, ses branches dressées et très rapprochées forment une cime conique. Ses feuilles vert foncé sont très petites avec des pointes émoussées et ses fruits sont ovoïdes et de la grosseur d'une noix.

Son huile essentielle, au parfum vert, frais et relevé d'une présence de mangue, est obtenue par distillation à la vapeur d'eau des rameaux et des cônes. Généralement la distillation se pratique en deux temps et nécessite en tout 4 à 5 heures. Le rendement varie entre 0.8 à 1 %.

Les propriétés du cyprès se révèlent au mieux une année après sa distillation, demandez sa date de fabrication !

Depuis quelques années, le cyprès est de plus en plus victime des araignées et de la pollution, notamment lorsqu'il évolue en bordure des routes, ou dans des champs de culture dite «conventionnelle».

Du reste, on peut constater, et ce après analyses, une forte présence de métaux lourds tels que le mercure, le plomb. Ces déchets environnementaux se retrouvent dans les huiles essentielles et peuvent être alors de véritables poisons pour la santé! Choisissez toujours la qualité biologique pour bénéficier d'une qualité exempte de toute pollution! Cela vous permet de pratiquer une aromathérapie sérieuse et respectueuse de vos exigences!

Son prix en 10 ml varie généralement entre 9 et 11 euros.

Les Anciens le savaient déjà

Quand les chevilles étaient toutes gonflées, nos grands-mères préparaient une décoction de cônes de cyprès secs avec quelques baies de genièvre et plaçaient des compresses imbibées autour des chevilles. Vous obtiendrez le même effet avec de l'huile essentielle de cyprès : remplissez une petite bassine avec 1 litre d'eau chaude, dans laquelle vous mettez 5 gouttes d'huile essentielle. Trempez des petites serviettes, essorez-les et placez-les autour des chevilles.

Symboles et légendes

Symbole d'immortalité ou d'éternité, le cyprès est également appelé « arbre de vie » et a été vénéré par de nombreuses civilisations anciennes. Il est symbole de deuil, de vie éternelle et de résurrection. C'est l'arbre qui relie le ciel et la terre, c'est l'arbre des cimetières, gage de vivante éternité.

En langage des fleurs, offrir une branche de cyprès à un prétendant lui signifie qu'on ne l'aime pas du tout.

L'hydrolat de cyprès

Pour tonifier les fonctions d'élimination de l'organisme, décongestionner le bassin, et relancer la circulation générale, buvez

---

L'origine de son nom : cyprès vient du grec ancien cuprôs, du nom d'une île où le cyprès était très abondant.
Ses autres noms : cyprès toujours vert, cyprès de Provence, cyprès pyramidal, cyprès d'Italie, cyprès femelle, arbre de bienvenue, arbre de vie …
Ses noms latins : cupressus sempervirens, cupressus roylei, cupressus orientalis, cupressus umbilica
Sa famille : les cupressacées (comme le genévrier, le thuya, …)
Son rendement : la distillation de 1 kg des branches du cyprès donne environ 11 ml d'huile essentielle (environ 380 gouttes)
Ses principaux composés biochimiques : environ 25 composés différents Ð-pinène, delta 3 carène, myrcène (environ 70 % de monoterpènes), germacrène (sesquiterpène), alpha-terpinéol, cédrol (alcools), …
Sa fragrance : résineuse, boisée, fraîche
La couleur de sa robe : jaune léger
Sa période de récolte : toute l'année
Son ordre de prix : € €

À ne pas confondre avec le cyprès bleu, le cyprès d'Arizona

proche par sa composition biochimique du lentisque pistachier

 Ses contre-indications :
Le cyprès ayant une action sur le système hormonal, il est déconseillé de l'utiliser en cas de mastose, phlébite et cancers hormono-dépendant.
Les femmes enceintes et allaitantes devraient l'éviter, ainsi que les enfants de moins 6 ans. Eviter son usage prolongé sans l'avis d'un aromathérapeute.

MES COSMÉTIQUES

Le cyprès est largement utilisé dans les parfums masculins modernes. On l'intègre avec bonheur dans notre gamme de cosmétiques maison pour ses qualités circulatoires et décongestionnantes veineuses, pour réguler les sécrétions de sueur et de sébum et combattre la couperose.

*Masque de beauté pour peau grasse
Faites une pâte épaisse avec 5 cuillères à soupe d'argile blanche (la plus douce) et de l'huile végétale de jojoba. Ajoutez-y 5 gouttes d'huile essentielle de cyprès et mélangez soigneusement avec une cuillère en bois. Appliquez en couche épaisse sur le visage, en évitant le contour des yeux, et gardez ce masque pendant une quinzaine de minutes.*

chaque jour durant six semaines un litre d'eau faiblement minéralisée dans lequel vous mettez une cuillère à soupe d'hydrolat de cyprès.

En application cutanée

La grande spécificité de l'huile essentielle de cyprès est sa capacité à décongestionner le système veineux. On peut aussi l'admirer pour ses vertus antivirales et son action remarquable sur l'appareil respiratoire.

Troubles circulatoires et cellulite

Mauvaise circulation, varices, varicosités, jambes lourdes, rétention d'eau… tous les troubles circulatoires sont du ressort de l'huile essentielle de cyprès qui décongestionne merveilleusement bien le système veineux et lymphatique. Préparez-vous un gel de massage : dans un flacon pompe de 100 ml, mettez 3 ml d'huile essentielle de cyprès (soit environ 80 gouttes) et 50 ml de gel de silice. Secouez bien puis complétez jusqu'en haut toujours avec du gel de silice et agitez bien à nouveau.

Appliquez votre mélange à la sortie de la douche, sur une peau encore humide, toujours des chevilles vers les cuisses. Pensez aussi à surélever régulièrement vos jambes et à marcher et boire suffisamment.

Toux grasse

Le cyprès fluidifie les sécrétions bronchiques et les assèche lorsqu'elles sont abondantes. Également antispasmodique, l'huile essentielle de cyprès permet à une toux

grasse d'être productive puis de l'apaiser.
Appliquez-la sur le haut du dos à raison de 10 gouttes d'huile essentielle pure plusieurs fois par jour. Mettez-en aussi 3 gouttes sur l'oreiller au moment de vous coucher. On peut également se préparer un sirop : *voir* page 182.

Ménopause difficile

Lorsque les bouffées de chaleur se suivent à longueur de journée et de nuit, que vous manquez de tonus et que vous vous sentez triste et irritable, mettez régulièrement 1 goutte d'huile essentielle de cyprès sur l'intérieur de vos poignets que vous frottez l'un contre l'autre ; il rééquilibre ainsi votre système endocrinien.

Transpiration excessive des mains

Il n'y a rien de plus désagréable que de devoir serrer des mains en sachant que l'on a les mains moites. Frottez-vous alors les mains l'une contre l'autre avec une goutte d'huile essentielle de cyprès, plusieurs fois par jour, afin de réguler la sécrétion de la sueur.
Si vous l'appliquez sous les aisselles, diluez-la légèrement avec une huile végétale pas trop grasse telle celle de noyaux d'abricot, de jojoba en encore mieux de coton, sinon ça colle !

Règles douloureuses

Lorsque les règles sont douloureuses, et/ou trop abondantes, que le syndrome prémenstruel est trop présent…, massez votre bas-ventre et le bas de votre dos tous les matins avec un mélange constitué d'une cuillère à soupe d'huile végétale d'onagre et 2 gouttes d'huile essentielle de cyprès.

MES COSMÉTIQUES

Baume anti-rougeur pour le visage
Faites fondre tout doucement 100 g de beurre de karité au bain-marie. Lorsqu'il est fondu, retirez-le du feu et ajoutez-y 50 gouttes d'huile essentielle de cyprès. Remuez doucement avec une cuillère en bois, mettez le liquide dans un pot que vous fermerez et que vous placerez au frigo quelques heures. À utiliser en massage léger sur les rougeurs du visage (couperose).

DANS LA CUISINE

L'huile essentielle de cyprès possède un goût particulier qui n'est pas aisé à faire entrer dans la cuisine aromatique, mais quel parfum ! Elle se mariera très bien avec le gibier, dans les marinades, et dans les ragoûts de viande.

Un mijoté de bœuf au cyprès

Faites revenir dans une cuillère à soupe d'huile d'olive 2 oignons hachés, 2 gousses d'ail et 3 tomates coupées en morceaux. Ajoutez 1 kilo de viande de bœuf bio coupée en morceaux et des petites pommes de terre, et recouvrez le tout d'eau. Laissez cuire à feu doux durant 1 heure à 1 heure et demie. Salez, poivrez. Prélevez une cuillère à soupe de jus dans laquelle vous mélangez 1 goutte d'huile essentielle de cyprès, puis que vous réintégrez au plat. Mélangez bien et goûtez. Recommencez l'opération si besoin, pour aromatiser le plat à votre convenance.

Un massage pour les pieds froids

Pour réchauffer des pieds froids dus à une mauvaise circulation sanguine, allongez la personne frileuse en surélevant un peu ses jambes. Massez ensuite les pieds et les jambes (jusqu'aux genoux), avec un mélange constitué d'une cuillère à soupe d'huile végétale de calophylle et de 5 gouttes d'huile essentielle de cyprès.

Un bain pour lutter contre une transpiration excessive

Laissez couler dans une poignée de gros sel 8 gouttes d'huile essentielle de cyprès, puis diluez le sel dans le bain. Ce bain aura également une belle action, en cas de troubles de la circulation : œdèmes, jambes lourdes, varices…
Vous pouvez aussi vous préparer de la même manière un bain de pieds, avec 5 gouttes d'huile essentielle.

En olfaction

L'huile essentielle de cyprès est rééquilibrante et tonique pour le système nerveux. Elle apporte équilibre et sérénité aux personnes déstabilisées en procurant un sentiment de force.

Moments de passage

Lorsque nous vivons une période de deuil ou de séparation, lorsque nous changeons de métier, de maison…, au passage de la puberté ou de la ménopause, bref à chaque fois que notre situation change, l'huile essentielle de cyprès est une alliée pour garder un bon équilibre psychique et faire face aux changements profonds que

cela engendre inévitablement en nous, en tempérant les excès et donnant du courage.
À respirer lorsque l'on en ressent le besoin.

Examens, entretiens d'embauche

Le cyprès aide à la concentration, combat la nervosité et procure un sentiment de force et d'équilibre. À respirer : 1 goutte d'huile essentielle sur un mouchoir.

Fatigue nerveuse, surmenage

Fortifiant psychique et régulateur du système nerveux, le cyprès apporte de la stabilité et de la force aux personnes épuisées nerveusement. À diffuser quelques minutes toutes les heures et/ou respirer directement au flacon ou sur un mouchoir en cas de besoin.

Toux grasse

Mucolytique et antispasmodique, l'huile essentielle de cyprès peut être diffusée dans la pièce quelques minutes toutes les heures.

À RETENIR

Il existe une vingtaine d'espèces de cyprès, dont plusieurs sont de «faux cyprès» et certains sont toxiques, comme le cyprès d'Arizonie (cupressus arizonica), dont l'huile essentielle est très toxique et abortive. En aromathérapie on utilise presque exclusivement le cyprès toujours vert.
Le cyprès bleu (callitis intratropica), lui, est un « faux « cyprès dont l'huile essentielle, d'une belle couleur bleue est très douce pour la peau et anti-inflammatoire. Elle calme les irritations et les allergies cutanées. On l'utilise presqu'exclusivement pour les soins de la peau.

CE QU'EN DIT LE THÉRAPEUTE

L'effet du cyprès sur notre psychisme et nos émotions

L'huile essentielle de cyprès nous aide à vivre et accepter la séparation lorsque nous nous sentons dépossédé, qu'il y a une forme d'incompréhension et d'injustice. Elle nous permet de trouver l'apaisement dans l'épreuve.

Sa devise est «le passeur qui mène à voir» car finalement, ce qui nous arrive est-il seulement le fruit du hasard ?

Épinette noire

Picea mariana

- *Tonifie tout l'organisme*
- *Combat les affections respiratoires*
- *Soulage les rhumatismes*

CE QU'EN DIT LE PRODUCTEUR

Originaire du Canada, on retrouve ce conifère dans les forêts du nord des états unis jusqu'en Alaska. L'épinette noire, qui doit certainement son nom à la coloration donnée par le lichen qui se développe dessus, pousse le plus souvent sur des sols secs, sablonneux et tourbeux. Pouvant atteindre jusqu'à 50 mètres, elle se démarque par son port pyramidal et ses branches tombantes.

Utilisée principalement pour la fabrication de pâte à papier et parfois en bois de charpente, l'épinette noire, n'est pas coupée uniquement pour obtenir de l'huile essentielle, qui n'est finalement qu'un sous-produit de son exploitation ; sa production n'induit donc pas de problème écologique.

Les aiguilles obtuses de couleur vert-bleu se distillent avec en résultat un rendement qui avoisine les 0.7%. Son prix varie généralement entre 7 et 10 euros pour 10ml. Optez pour une huile essentielle d'épinette noire biologique pour être certain de sa qualité.

Les Anciens le savaient déjà

Les Indiens d'Amérique du Nord utilisaient l'épinette sous toutes ses formes : les jeunes pousses étaient consommées crues car très riches en vitamine C et légèrement dépuratives. En décoction, elles soignaient la toux, combattaient les infections pulmonaires et fortifiaient les jeunes accouchées, dans le bain, elles facilitaient le sommeil. Les cônes en décoction servaient à traiter les troubles urinaires. La gomme-résine était consommée comme gomme à mâcher, autant pour le plaisir que pour blanchir les dents et favoriser la digestion. Ils se faisaient encore des sirops expectorants et même de la bière.

Symboles et légendes

En Grèce ancienne, l'épicéa est dédié à Artémis, déesse de la Lune et protectrice des femmes qu'elle assiste durant leur accouchement. L'épicéa symbolise la naissance et le commencement d'un nouveau cycle.

C'est en Alsace qu'apparaît le « sapin de Noël », qui était alors seulement une branche d'épicéa placée dans la maison au solstice d'hiver, pour la renaissance du soleil. C'est encore en Alsace qu'était planté un épicéa à chaque naissance d'un enfant.

L'hydrolat d'épinette noire

Mettez-le dans un vaporisateur que vous placerez dans le vide-poches de la voiture afin de vaporiser les tapis de sol lorsque les embouteillages arrivent à bout de votre patience, ou lorsque les heures et les kilomètres commencent à se faire sentir. Il vous aidera à rester vigilant.

L'origine de son nom : nom populaire de l'épicéa, épinette vient du mot «épine» car ses aiguilles sont très fines et très dures
Ses autres noms : épicéa noir, sapinette noire, mélèze d'Amérique, arbre de vie…
Ses noms latins : picea mariana, picea nigra
Sa famille : les abiétacées (comme tous les pins, le cèdre, les sapins, …)
Son rendement : la distillation de 1 kg des jeunes rameaux de l'épicéa noir donne environ 7 ml d'huile essentielle (environ 230 gouttes)
Ses principaux composés biochimiques : environ 40 composés différents acétate de bornyle (environ 40% d'esters), camphène, pinènes, carène (environ 50% de monoterpènes)
Sa fragrance : résineuse, balsamique, puissante et douce à la fois
La couleur de sa robe : incolore à jaune pâle
Sa période de récolte : toute l'année
Son ordre de prix : €€

À ne pas confondre avec la térébenthine, qui est obtenue par distillation de la résine

proche par sa composition biochimique du pin sylvestre, pin maritime, pruche, …

 Ses contre-indications :
Ne pas utiliser pendant la grossesse et l'allaitement et chez les enfants de moins de 3 ans sans l'avis d'un spécialiste.

Peut être irritante pour la peau..

MES COSMÉTIQUES

On peut utiliser l'épinette noire pour ses qualités revigorantes en fabriquant par exemple un gel douche pour le matin, afin de nous aider à ouvrir les paupières.

Douche revigorante
Dans une base lavante neutre, ou tout simplement dans votre gel douche habituel, ajoutez 15 à 20 gouttes d'huile essentielle d'épinette noire. Agitez bien la bouteille avant utilisation et faites attention de ne pas en mettre dans les yeux.
Vous pouvez aussi mettre une dizaine de gouttes dans le shampoing pour réguler et tonifier le cuir chevelu, et ainsi combattre pellicules et psoriasis.

En application cutanée

Parfois un peu irritante pour certaines peaux, il est conseillé de la diluer avec une huile végétale. Rappelons que pure, l'huile essentielle passe très rapidement dans le sang pour se diffuser dans tout l'organisme, alors que son mélange avec un corps gras retarde son absorption et permet par conséquent une action locale plus durable.

L'huile essentielle d'épinette noire renferme une molécule que l'on qualifie d'hormone mimétique, dans son cas cortisone mimétique, c'est-à-dire qui va agir dans l'organisme comme la cortisone naturelle. C'est pour cela qu'on la surnomme souvent « le café du naturopathe ».

Tonique général

Véritable « starter » métabolique, le cortisol permet de libérer de l'énergie à partir des réserves de l'organisme. Lorsque vous êtes épuisé(e), les surrénales ne produisent plus suffisamment de cortisol. L'épinette noire apporte en douceur de quoi relancer la machine.

Au quotidien, lorsque la fatigue vous pèse, que vous vous sentez privé(e) d'énergie, l'huile essentielle d'épinette régénère et redonne de la vitalité.

Frictionnez-vous vigoureusement les surrénales, glandes qui se trouvent juste au niveau des dernières côtes, au-dessus des reins, avec une cuillère à café d'huile végétale de germes de blé et 3 gouttes d'huile essentielle d'épinette noire.

Fatigue du début d'après-midi

En début d'après-midi, le taux de cortisol baisse naturellement dans l'organisme et entraîne une fatigue et un trouble de la vigilance, accentués par la digestion.

Remplacez donc votre café de fin de déjeuner qui entrave la digestion pour vous frictionner vigoureusement les surrénales avec 2 à 3 gouttes d'huile essentielle d'épinette noire pure.

Hypoglycémie

En cas d'hypoglycémie, et si vous n'avez rien à vous mettre sous la dent ou pas le temps de manger, pensez à déposer une goutte d'épinette noire sur les poignets que vous frottez l'un contre l'autre.

Affections bronchiques

L'huile essentielle d'épinette noire possède quatre qualités majeures pour apaiser des bronches enflammées et la toux qui accompagne : antiseptique pulmonaire, mucolytique (qui fluidifie les sécrétions de mucus), oxygénante respiratoire et antispasmodique, qui la rendent précieuse pour soigner les bronchites.

Appliquez-la sur le haut du dos à raison de 10 gouttes d'huile essentielle diluées dans une cuillère à soupe d'huile végétale de germes de blé plusieurs fois par jour.

Douleurs articulaires et rhumatismales

Ses propriétés anti-inflammatoires et antispasmodiques la rendent d'un grand secours dans les douleurs articulaires et rhumatismales, où même si elle n'est pas spécifique de ce genre de troubles, elle sait se rendre efficace.

Pour cela, frictionnez les zones douloureuses avec une cuillère à soupe de macérat huileux de millepertuis et 4 à 5 gouttes d'épinette noire.

Parasitoses cutanées, mycoses…

L'épinette noire est un bon antimycosique et antiparasitaire.

DANS LA CUISINE

Les Amérindiens consommaient fréquemment les pousses de l'épinette que l'on peut ajouter à une salade ou bien faire cuire légèrement à la vapeur. Mais on utilisera peu l'huile essentielle d'épinette dans les recettes, sauf peut-être pour en faire une guimauve anti-toux…

DANS LA MAISON

Pour désinfecter et faire briller vos sols, versez dans un seau 3 litres d'eau très chaude. Ajoutez-y un demi-litre de vinaigre blanc et 10 gouttes d'huile essentielle d'épinette noire, puis passez la serpillière. Bonne promenade !

DANS LA CUISINE

Guimauve à l'épinette
Faire cuire
doucement, jusqu'à
130°, 250 g de sucre
avec 80 ml d'eau.
Monter trois blancs
d'œufs en neige
pas trop ferme.
Lorsque le sirop
de sucre est prêt,
ajoutez-y 2 cuillères
à soupe d'agar-agar
en poudre et laissez
encore une minute
sur le feu en
mélangeant bien.
Puis versez le sirop
obtenu en filet sur
les blancs d'œufs,
tout en continuant de
fouetter le tout durant
3 minutes. Ajoutez-y
1 goutte d'huile
essentielle
d'épinette noire.
Placez du papier
sulfurisé recouvert
de Maïzena au fond
du moule, puis versez
le mélange et
laissez refroidir.
Démoulez, coupez
en cubes et roulez-les
dans un mélange
de sucre glace
et Maïzena

Il suffit de l'appliquer diluée à 30 % dans une huile de millepertuis sur les zones touchées, tous les jours jusqu'à disparition.

Un massage revigorant

Quand le coup de barre vous tombe sur les paupières et que vous auriez bien besoin d'un café pour pouvoir repartir, rien de tel qu'un massage à l'épinette noire avec 10 gouttes d'huile essentielle dans une huile végétale de germes de blé. Frictionnez vigoureusement le milieu du dos, au niveau des surrénales, et si vous le faites à quelqu'un, insistez aussi tout le long de la colonne vertébrale.

Un bain contre les névralgies

Un bain à l'épinette noire soulage les névralgies et soutient le traitement de toutes les maladies d'origine nerveuse. Il apporte également un soulagement aux rhumatismes et relance l'énergie vitale de l'organisme.

Mettez un peu de shampoing dans le creux de votre main et mélangez-y 10 gouttes d'huile essentielle d'épinette noire, puis dispersez le mélange dans l'eau chaude, juste avant d'y rentrer. Après le bain, étendez-vous entre une demi-heure et une heure avant de reprendre vos activités habituelles.

En olfaction

L'huile essentielle d'épinette noire agit très bien sur les voies respiratoires car elle est antispasmodique, rééquilibrante, tonifiante, antiseptique pulmonaire, oxygénante respiratoire…

On complète très bien ses actions décrites plus haut par la diffusion dans l'atmosphère de cette huile qui nous transporte immédiatement dans une fraîche pinède.

Tonique psychique

En cas de fatigue, de convalescence, de déprime passagère, de burn-out…, l'épinette noire réveille la vitalité et transmet force, persévérance et confiance en soi. À diffuser régulièrement dans l'atmosphère, ou à respirer au flacon à chaque fois que le besoin s'en fait sentir.

La crise d'asthme

Antispasmodique et oxygénant respiratoire, les asthmatiques tireront grand profit de sa diffusion régulière dans l'atmosphère. En cas de crise, respirez-la directement au flacon, en tentant de prolonger au maximum l'expiration.

Infections respiratoires

Excellent antiseptique aérien, l'épinette aide à se prémunir des infections respiratoires et à stimuler les défenses immunitaires. À diffuser 5 minutes toutes les heures dans l'atmosphère pour un effet préventif, une dizaine de minutes pour un effet curatif.

MON COMPAGNON À QUATRE PATTES

Quand votre chien a un coup de « moins bien » et qu'il traîne la patte, frictionnez-lui le milieu du dos avec 5 gouttes d'huile essentielle d'épinette noire. Cela lui redonne du tonus et stimule son système immunitaire.

CE QU'EN DIT LE THÉRAPEUTE

L'effet de l'épinette noire sur notre psychisme et nos émotions

Comme l'annonce sa devise, l'épinette noire apporte «du piquant pour la vie».

Comme une cocotte minute dont on a besoin d'enlever la soupape, l'épinette noire permet de transformer une pression interne qui stagne, en une énergie active et propulsive. L'épinette n'apporte pas de l'énergie à proprement dire, mais sert de catalyseur, en apportant à l'organisme ce dont il a besoin pour agir lui-même, et passer du dire au faire.

Gaulthérie couchée

Gaultheria procumbens L.

- *Anti-inflammatoire puissant*
- *Calme les douleurs*
- *Régule la fièvre*

CE QU'EN DIT LE PRODUCTEUR

L'huile essentielle de gaulthérie est généralement produite au Népal. Son obtention demande un travail en deux temps.

La plante fraîche est tout d'abord plongée dans une eau chaude une dizaine d'heures, afin de provoquer une fermentation enzymatique (à l'état naturel, les feuilles de gaulthérie n'ont pas d'odeur). Puis les feuilles sont distillées pendant 5 à 6 heures. Il faut parfois jusqu'à 150 kg de feuilles pour obtenir 1 kg d'huile essentielle.

Il existe plusieurs variétés de gaulthérie dont la gaulthérie odorante reconnaissable à sa robe rouge foncé et la gaulthérie couchée à la robe claire et limpide. Toutes deux riches en salicylate de méthyle héritent d'un parfum qui rappelle le fameux baume du tigre!

Leurs prix en flacon de 10 ml varient entre 7 à 9 euros. Optez pour une huile essentielle de gaulthérie biologique pour être sûr de sa qualité.

On trouve souvent dans le commerce une huile essentielle de wintergreen issue de la distillation de l'écorce de bouleau ou falsifiée avec du camphre. Vérifier le nom latin permet de ne pas faire d'erreur, d'autant qu'on en trouve également souvent de synthèse.

Les Anciens le savaient déjà

Les Inuits du Canada la consomment traditionnellement depuis toujours en tisane conte la migraine et les douleurs en tout genre.

On a peine à y croire lorsqu'on respire son odeur, mais elle est aussi utilisée en Amérique du Nord pour aromatiser les sirops.

En fait c'est la macération qui fait se dégager cette odeur caractéristique.

Symboles et légendes

La gaulthérie a de grands pouvoirs de protection. Répandue dans la maison, la croyance populaire lui prête des pouvoirs contre les envoûtements et les malédictions. Ces vertus protectrices ont également été utilisées dans les rituels magiques : l'officiant se munissait d'une branche de gaulthérie fraîchement cueillie afin de s'assurer l'appui des esprits bienfaisants.

Une branche de gaulthérie sous l'oreiller d'un enfant est censée le mettre à l'abri de nombreux dangers et lui porter chance toute sa vie.

L'hydrolat de gaulthérie

Antalgique et anti-inflammatoire, l'hydrolat de gaulthérie s'utilise en lotion

L'origine de son nom : la gaulthérie doit son nom à un botaniste canadien : J.F. Gaulther
Ses autres noms : wintergreen, thé des bois, thé du Canada, thé de Terre-Neuve, thé rouge, palommier, …
Ses noms latins : gaulnettya procumbens, gaultheria repens, brossaea procumbens, pernettya procumbens, …
Sa famille : les ericacées (comme le lédon du Groenland, le rhododendron, …)
Son rendement : la distillation de 1 kg des feuilles de la gaulthérie donne environ 7 ml d'huile essentielle (environ 220 gouttes)
Son principal composé biochimique : une dizaine de composés différents, mais un à plus de 99,8% :
salicylate de méthyle (ester)
Sa fragrance : forte, camphrée, qui évoque la salle de sport
La couleur de sa robe : incolore ou rosé
Sa période de récolte : de juin à septembre
Son ordre de prix : €€

Proche par sa composition biochimique
la gaulthérie odorante (fragantissima), le bouleau (betula), l'arbre à serpent (securidaca longepedunculata)…

 Ses contre-indications :
La gaulthérie ne doit pas être appliquée pure sur la peau car elle est irritante ; on la dilue au minimum à 20%.
La voie interne est strictement déconseillée sans l'avis d'un médecin spécialisé. Ne pas utiliser pendant la grossesse, l'allaitement et chez les enfants de moins de 6 ans sans contrôle médical, ainsi que chez les personnes allergiques à l'aspirine ou prenant un traitement anticoagulant.

MES COSMÉTIQUES

Son odeur forte, loin d'être appréciée par tous, est pourtant utilisée pour donner la note de fond de nombreux parfums.

Baume cicatrisant et anti-inflammatoire pour les maladies de peau
Ajoutez 80 gouttes d'huile essentielle de gaulthérie dans un flacon de 125 ml de macérat huileux de millepertuis, agitez longuement et laissez reposer une journée à l'abri de la lumière. En application sur les maladies de peau, la synergie entre le millepertuis et la gaulthérie accélère la réparation de la peau et l'adoucit, bien sûr en complément d'une bonne hygiène alimentaire et d'un suivi psychologique.

sur toutes les douleurs : chocs, rhumatismes, courbatures… En bain de bouche, elle soulage les aphtes, les gingivites, et toutes les autres affections buccales. On peut l'utiliser chez les enfants et pendant la grossesse.

En application cutanée

L'huile essentielle de gaulthérie ne s'utilise quasiment qu'en application cutanée. Son composant aromatique presque unique, le salicylate de méthyle est puissamment antalgique et anti-inflammatoire. On la dilue toujours au minimum à 20 % dans une huile végétale car elle est irritante pour la peau, et on vérifie sa tolérance en testant une petite partie de peau avant toute application plus étendue.

Douleurs musculaires et articulaires

Les actions anti-inflammatoires, analgésiques et antispasmodiques de la gaulthérie luttent très efficacement contre toutes les douleurs.
Il suffit de la diluer à 20 % dans un macérat huileux de millepertuis, ou toute autre huile végétale, et de masser régulièrement les zones douloureuses.

Migraines

La gaulthérie agit sur tous les maux de tête par son effet analgésique d'une part, et d'autre part grâce à son action régénérante pour le foie, souvent en cause dans les céphalées. Mettez dans le creux de votre main 5 gouttes d'huile végétale de jojoba et 2 gouttes d'huile essentielle de gaulthérie. Massez vos tempes et votre foie, qui se trouve à droite sous les dernières côtes.

Fièvre

Sans pour autant supprimer la fièvre, défense indispensable de l'organisme, la gaulthérie permet de la réguler pour qu'elle ne monte pas trop haut.
En cas de forte fièvre, prenez un bain dont la température est inférieure de 2° à votre température corporelle. Mettez un peu de shampoing dans le creux de votre main et mélangez-y 8 gouttes d'huile essentielle de gaulthérie, puis dispersez le mélange dans l'eau.

Tension artérielle

Favorisant l'augmentation du diamètre des vaisseaux sanguins et fluidifiant le sang, la gaulthérie permet de faire baisser une tension artérielle un peu élevée.
Mettez dans le creux de votre main 5 gouttes d'huile végétale et 2 gouttes d'huile essentielle de gaulthérie, et faites pénétrer au niveau de vos avant-bras ou sous la plante des pieds.

Eczéma inflammatoire

Mettez dans le creux de votre main 5 gouttes de macérat huileux de millepertuis et 2 gouttes d'huile essentielle de gaulthérie. Faites pénétrer sur les zones concernées.

Rage de dents

Pour calmer la douleur, massez la joue (à l'extérieur, pas dans la bouche), au niveau de la dent douloureuse, avec 1 goutte d'huile essentielle de gaulthérie mélangée avec 3 gouttes d'une huile végétale de jojoba.

DANS LA MAISON

La gaulthérie est un excellent répulsif contre les insectes volants et rampants, cependant, son odeur forte n'est pas du goût de tous, il est donc risqué de l'utiliser dans sa maison.

À RETENIR

Avant de réussir à synthétiser artificiellement l'acide acétyl-salicyque, que l'on appelle « aspirine », celle-ci était notamment obtenue par distillation de la gaulthérie

MON COMPAGNON À QUATRE PATTES

Pour votre chien qui boite ou qui souffre de rhumatismes, préparez un mélange de 100 g d'argile verte en pâte, de 20 ml de macérat huileux de millepertuis et de 20 gouttes d'huile essentielle de gaulthérie. Étalez ce mélange sur une gaze, entourez le membre douloureux et recouvrez d'un film plastique, puis d'une bande pour maintenir le tout. Conservez plusieurs heures et renouvelez le cataplasme tous les jours jusqu'à amélioration.

Un massage avant le sport

Un massage à l'huile essentielle de gaulthérie avant une séance de sport permet de relâcher et d'échauffer le muscle pour le préparer à l'effort.

Mettez 50 gouttes d'huile essentielle de gaulthérie dans un flacon de 50 ml et complétez avec du macérat huileux de millepertuis. Massez au moins 20 minutes.

Un bain antidouleur

La gaulthérie dans un bain chaud amène une profonde détente musculaire et soulage les rhumatismes ou autres douleurs.

Mettez un peu de shampoing dans le creux de votre main et mélangez-y 12 gouttes d'huile essentielle de gaulthérie, puis dispersez le mélange dans l'eau chaude, juste avant d'y rentrer.

En olfaction

L'odeur de l'huile essentielle de gaulthérie n'est pas très agréable et évoque plutôt la salle de sport. D'un point de vue thérapeutique, elle n'a pas non plus vraiment d'intérêt à être diffusée dans l'atmosphère.

Note de fond, elle peut néanmoins apporter un « plus » dans un mélange pour ajouter de la chaleur à une ambiance.

Fringales

Lorsque l'idée de vous jeter sur la tablette de chocolat vous met en transe ou qu'il vous semble impossible de résister à une certaine pâte à tartiner à la cuillère à soupe, il ne vous reste plus qu'à dégainer votre flacon d'huile essentielle de gaulthérie et de prendre dix longues respirations, puis de boire un grand verre d'eau.

Les huiles qui contiennent autant de salicylate de méthyle sont rares, mais de nombreuses autres plantes fournissent des huiles essentielles particulièrement anti-inflammatoires, qui pourront remplacer la gaulthérie sur de nombreuses applications, surtout si son odeur vous indispose vraiment. Cependant attention : celles-ci sont la plupart du temps chargées en camphre, contre-indiqué chez les enfants, les femmes enceintes et les personnes qui ne le supportent pas.

CE QU'EN DIT LE THÉRAPEUTE

L'effet de la gaulthérie sur notre psychisme et nos émotions

La gaulthérie, vigoureuse telle un auroch, apporte son soutien pour passer outre la colère, l'impatience, les addictions, …, afin de prendre suffisamment confiance en soi pour réussir à atteindre et tenir ses objectifs. Elle donne les moyens de s'affirmer et de montrer qui on est réellement, … et parfois de le découvrir.

Lavande vraie

Lavandula angustifolia ssp angustifolia

MES COSMÉTIQUES

▸ *Soigne les brûlures*
▸ *Apaise le stress*
▸ *Calme les douleurs*

On utilise beaucoup la lavande pour fabriquer des savons, des eaux de toilette et des produits d'hygiène corporelle.
Liniment cicatrisant, apaisant et protecteur pour les fesses de bébé
Battez longuement 125 ml d'eau de chaux (que vous trouverez en pharmacie) avec 125 ml d'huile végétale de macadamia. Chauffez le mélange au bain-marie pendant quelques minutes puis mixez à nouveau le mélange pendant 5 minutes avec 20 gouttes d'huile essentielle de lavande vraie. Versez le mélange dans un flacon à pompe et secouez avant chaque utilisation.

Les Anciens le savaient déjà

Placez la lavande séchée enfermée dans des petits sachets en tissu à l'intérieur des armoires pour en éloigner les mites et parfumer le linge, c'est pour cela que l'on surnommait la lavande « garde-robe ». Le truc en plus : ajouter sur le sachet 2 gouttes d'huile essentielle toutes les trois semaines pour renouveler l'odeur.

Symboles et légendes

La lavande bleue symbolise la tendresse respectueuse. Elle représente également le silence ou un secret. Les noces de lavande symbolisent quarante-six ans de mariage.
Massez-vous les tempes avec une goutte d'huile essentielle de lavande avant d'aller vous coucher si vous désirez faire des rêves prémonitoires.

L'hydrolat de lavande

Mettez-le dans un vaporisateur que vous placerez au frigo l'été afin de le vaporiser sur les coups de soleil pour un effet frais et un soin réparateur.
Remplissez le réservoir de votre fer à repasser avec un mélange de 50 % d'eau florale de lavande et 50 % d'eau pour un linge délicatement parfumé.

En application cutanée

Au niveau de la peau même, l'huile essentielle de lavande a des actions antalgiques, cicatrisantes, anti-inflammatoires…
C'est l'une des rares huiles que l'on peut mettre pure sur la peau, mais il est parfois intéressant de l'associer à une huile végétale.

Brûlures

C'est l'huile reine pour calmer les brûlures car elle modère la douleur, et elle cicatrise et régénère merveilleusement la peau.
Si vous avez pris un coup de soleil, déposez au creux de votre main du macérat huileux de millepertuis et 5 gouttes d'huile essentielle de lavande vraie, et appliquez sur les zones brûlées.
Si vous vous êtes brûlé(e), appliquez de l'huile essentielle de lavande pure le plus rapidement possible, directement sur la zone concernée, puis régulièrement jusqu'à disparition de la rougeur ou résorption de la cloque.

Douleurs

Les actions anti-inflammatoire et antalgique de la lavande soulagent les maux de tête, les douleurs rhumatismales et musculaires. Pour la tête, massez

---

L'origine de son nom : lavande vient du latin lavare qui signifie «laver», «purifier»
Ses autres noms : lavande fine, petite lavande, lavande officinale, lavande femelle, lavande des Alpes, lavande d'altitude, nard d'Italie, faux-nard, garde-robe, casidounne, …
Ses noms latins : lavandula angustifolia, lavandula vera ou lavandula officinalis
Sa famille : les lamiacées (comme le thym, la menthe, la sauge, le basilic…)
Son rendement : la distillation de 1 kg des sommités fleuries de la lavande donne environ 12 ml d'huile essentielle (environ 360 gouttes)
Ses principaux composés biochimiques : environ 50 composés différents : linalol (environ 40% de monoterpénols), acétate de linalyle (environ 40% d'ester); terpinène (monoterpène)
Sa fragrance : aromatique, fleurie, suave, pénétrante…qui ne connaît pas la lavande ?
La couleur de sa robe : transparente avec des reflets jaune, vert ou violets
Sa période de récolte : entre juillet et septembre selon le terrain et l'ensoleillement
Son ordre de prix : €€

À ne pas confondre avec la lavande aspic, la lavande stoechade, le lavandin, la lavande dentée, …

proche par sa composition biochimique du lavandin

 Ses contre-indications :
La lavande vraie ne présente aucune contre-indication aux doses physiologiques. Elle fait même partie des rares huiles qui peuvent-être utilisées pendant la grossesse et chez les jeunes enfants.

CE QU'EN DIT LE PRODUCTEUR

Telle une diva provençale, madame la Lavande a besoin d'une terre calcaire et d'un soleil ardent pour nous offrir le meilleur d'elle même. De nature capricieuse, la lavande vraie aime évoluer en hauteur avec des préférences qui varient de 800 à 1600 mètres afin de profiter d'un air pur, de lumière et de chaleur. En dessous de 800m, il s'agit la plupart du temps de lavandin, lavande hybride, et à partir de 1200m, on la nomme « fine » ou « d'altitude »..

Le plus souvent ramassées en juillet et août, les fleurs se distillent dans un alambic à la vapeur d'eau pendant 1h30 à 2h. Après cette étape, l'huile essentielle est généralement filtrée et conditionnée dans des flacons ambrés pour la protéger de la lumière.

Pour profiter pleinement de la fraîcheur de la lavande, il est préférable de l'acheter à la fin de l'été.

Son prix varie de 3,5€ à 25€ les 10ml, suivant son origine et sa qualité biologique ou non. En dessous de 6-8€, il se peut que la lavande soit en fait du lavandin ; au-delà de 15€, vérifiez que sa qualité soit à la hauteur de prix, auquel cas faites-vous le beau cadeau d'une huile fine et précieuse. Un prix correct pour une lavande produite en France : entre 10 et 13 €. Aujourd'hui on la retrouve toutefois dans les pays de l'est, notamment en Bulgarie, à des prix défiant toute concurrence!

Choisissez toujours la qualité biologique, vous pourrez ainsi l'intégrer à des recettes gourmandes où s'entremêlent la banane et le chocolat.

Un régal absolu!

Savez vous que la lavande fine a son appellation d'origine contrôlée : «Huile Essentielle de lavande de Haute Provence». Pour obtenir cette appellation, elle doit être produite de façon traditionnelle, dans une zone géographique précise, avec des critères de qualité stricts.

doucement les tempes et la base de la nuque avec 1 goutte d'huile essentielle pure. Pour les autres douleurs, versez de l'huile végétale de millepertuis dans le creux de votre main, à laquelle vous ajoutez 5 gouttes d'huile essentielle de lavande, puis massez les zones douloureuses. En cas de claquage musculaire, l'huile essentielle de lavandin sera davantage indiquée grâce à sa teneur en camphre.

Spasmes

Si vous souffrez de crampes et de contractures musculaires ou de spasmes abdominaux, la lavande agit par son effet antispasmodique puissant.

Versez pour cela de l'huile de millepertuis dans le creux de votre main et ajoutez-y 5 gouttes d'huile essentielle de lavande vraie, puis massez les zones tendues et contractées. Pour une utilisation régulière, mettez 5 ml ou 150 gouttes d'huile essentielle de lavande vraie dans un flacon de 100 ml que vous complétez avec un macérat huileux de millepertuis.

En cours de journée, vous pouvez d'une manière plus simple placer 1 goutte pure sur le plexus.

Piqûres et venin

Dans les cas de piqûres d'insectes, la lavande aspic possède un effet analgésique remarquable, supérieur à celui de la lavande vraie. Elle peut être également utilisée (chez l'adulte seulement et en dehors de la grossesse) pour les piqûres de vives ou de méduses.

Une goutte pure sur les piqûres calme la douleur et neutralise les venins.

DANS LA CUISINE

Il existe de vieilles recettes culinaires indiquant qu'elle sert depuis longtemps à la confection de certains plats. Elle fut surtout utilisée comme plante condimentaire du gibier, et dans certains ragoûts. De nos jours, on l'utilise plutôt pour parfumer des desserts à base de lait.

La crème brûlée à la lavande

Battez au fouet 1 œuf entier et 2 jaunes d'œufs bio avec 50 g de sucre complet non raffiné, jusqu'à la formation d'une texture mousseuse. Ajoutez 500 ml de lait et 1 goutte d'huile essentielle bio de lavande vraie. Mélangez puis placez dans des ramequins et laissez cuire au bain-marie 25 minutes environ dans un four à thermostat 6-7 (200 °C). Servez avec un filet de miel de lavande et dégustez !

DANS LA CUISINE

La liqueur de lavande
Une liqueur digestive : laissez macérer pendant dix jours 10 g d'écorces d'orange bio avec 50 g de sucre complet non raffiné et 30 gouttes d'huile essentielle de lavande vraie bio dans un litre de rhum ou de vodka. Puis filtrez et mettez en bouteille. Se boit très frais en fin de repas.

Contre les poux : préventive et curative

La lavande repousse les insectes. Mettez une goutte d'huile essentielle de lavande sur l'écharpe et une autre à l'intérieur du bonnet, ou bien vaporisez de l'hydrolat de lavande sur la chevelure de l'enfant en prenant soin qu'il garde ses yeux fermés.

Un massage pour le soir

Un massage à l'huile relaxante de lavande en fin de journée ou en période de stress a une action apaisante et favorise l'harmonie entre le corps et l'esprit.
Mettez 50 gouttes d'huile essentielle de lavande dans un flacon de 30 ml et complétez avec de l'huile végétale de coton. Très hydratante et sans odeur, celle-ci ne laisse aucune trace de gras et permet d'aller se blottir tout de suite sous la couette pour un sommeil calme et réparateur.

Un bain antistress

La lavande chasse la fatigue et amène détente et apaisement.
Mettez un peu de shampoing dans le creux de votre main et mélangez-y 10 gouttes d'huile essentielle de lavande vraie ou de lavandin, puis dispersez le mélange dans l'eau chaude, juste avant d'y rentrer.

En olfaction

L'huile essentielle de lavande, par son action sur l'hypophyse et l'hypothalamus, est un grand régulateur du système nerveux. Apaisante, sédative, antispasmodique, mais aussi stimulante, c'est l'huile de prédilection pour combattre anxiété, sautes d'humeur, stress, chocs nerveux, insomnie, fatigue, déprime latente…

Sommeil

Pour s'endormir, mieux dormir, éviter les insomnies…, diffusez l'huile essentielle de lavande dans la chambre à coucher 5 minutes avant d'aller vous coucher et/ou déposez 2 gouttes sur l'oreiller, sur un mouchoir ou sur le doudou de l'enfant.

Stress et surmenage

En cas de surmenage, si vous êtes à la fois épuisé(e) et à cran, respirez l'huile essentielle de lavande directement au flacon ou bien mettez 2 gouttes sur un mouchoir. La lavande est à la fois apaisante et stimulante.

Gros rhume ou bronchite ?

Faites une inhalation en mettant 2 gouttes d'huile essentielle de lavande dans un bol d'eau très chaude. L'action antivirale et antibactérienne de la lavande lutte contre les microbes et virus, son action antispasmodique apaise les toux sèches et calme les nausées, son action antalgique calme les maux de tête…

Crise d'asthme ou spasmophilie

Inspirez profondément par le nez l'huile essentielle de lavande directement au bouchon puis soufflez doucement et le plus longuement possible par la bouche comme si vous souffliez sur la flamme d'une bougie pour la faire courber sans l'éteindre.

DANS LA MAISON

Pour éviter les punaises et les termites, badigeonnez sur les poutres et les bois de lit des vieilles maisons un mélange d'huile d'olive et d'huile essentielle de lavande (utilisez plutôt du lavandin, nettement moins cher que la lavande vraie), à raison de 1 goutte d'huile essentielle pour une cuillère à soupe d'huile végétale. En plus, ça sent bon ! Vous pouvez aussi ressusciter l'odeur sympathique d'un pot-pourri un peu passé en mettant dedans 2 gouttes d'huile essentielle de lavande. En diffusion, elle supprime les odeurs de cuisine ou de tabac.

Tension artérielle un peu haute, palpitations

Diffusez de l'huile essentielle dans l'atmosphère 5 minutes toutes les heures.

Sautes d'humeur, irritabilité, crises de larmes irrépressibles

Diffusez de l'huile essentielle de lavande dans l'atmosphère 5 minutes toutes les heures ou bien faites dix longues respirations basses et profondes, directement au bouchon. La lavande est un grand régulateur du système nerveux.

CE QU'EN DIT LE THÉRAPEUTE

L'effet de la lavande sur notre psychisme et nos émotions

Lorsqu'on a l'impression que l'herbe est plus verte chez le voisin et que la tentation est grande d'aller le vérifier, la lavande nous pousse à nous recentrer sur notre essentiel, «lavant» et purifiant notre conscience des pensées-poisons, nous menant comme nous le dit sa devise, vers une « sérénité retrouvée ».

Mon compagnon à quatre pattes

Vaporisez de l'hydrolat de lavande sur votre animal en évitant les yeux, ainsi que sur sa couche, pour éloigner les puces, tiques, mites, et autres parasites. Vous pouvez également ajouter 2 gouttes d'huile essentielle de lavande dans son shampoing.

Pour les chiens, vous pouvez mettre une goutte d'huile essentielle pure derrière les oreilles et sur chacune de ses pattes avant toute balade en forêt.

Vous pouvez aussi utiliser la lavande pour désinfecter une plaie en mettant 4 gouttes d'huile essentielle de lavande dans un litre d'eau chaude. Lavez la zone à traiter avec ce mélange et laissez sécher à l'air. Ne vous inquiétez pas si votre animal lèche sa plaie, la lavande ne présentera aucune toxicité, au contraire, laissez-le faire.

Attention : jamais d'huile essentielle de lavande sur le chat, ni même en diffusion. Seul l'hydrolat peut être utilisé. (voir page 76).

Menthe poivrée

Mentha x piperita L.

- *Répare les chocs physiques et psychiques*
- *Chasse la migraine*
- *Apaise les troubles digestifs*

CE QU'EN DIT LE PRODUCTEUR

Dotée de feuilles et de tiges vert foncé, plus ou moins nuancée de brun-rouge, la menthe poivrée préfère une exposition mi-ombragée, dans une terre, fraîche et riche. Pour une récolte réussie, on coupe la menthe poivrée de manière régulière afin de prélever des feuilles tendres. La menthe se ramasse sur plusieurs mois, en général de mars à octobre.

Issue d'une distillation des feuilles fraîches qui dure en moyenne 1h à 1h30, l'huile essentielle de menthe poivrée est sensible aux variations de température, et se cristallise sous forme de paillettes en cas de froid. Préférez une pièce à vivre tel le salon pour éviter de la stresser! Son prix en 10 ml varie généralement entre 7,5 et 9 euros.

Choisissez la de qualité biologique pour bénéficier de sa parfaite qualité alimentaire. Vous pourrez ainsi l'intégrer par petites touches à des recettes telles que les mousses et les sorbets. A vos tabliers!

Les Anciens le savaient déjà

Nos grand-mères préparaient avant de se coucher une infusion de menthe au miel pensant que la menthe aidait à dormir. En fait, c'est son action digestive qui permettait un meilleur sommeil. Si vous n'avez pas de feuilles de menthe à infuser, préparez tout simplement une eau chaude dans laquelle vous ajoutez 1 goutte d'huile essentielle de menthe poivrée incorporée préalablement à une cuillère à café de miel.

Symboles et légendes

La menthe est aussi nommée « herbe de la sagesse ».
Elle est symbole d'hospitalité depuis que les Grecs la froissaient sur leurs tables pour les parfumer. La menthe est également symbole de force et de protection. Elle a pour réputation de repousser les maléfices et d'attirer les événements positifs, mais attention : ce n'est pas une raison pour vider le flacon !
En langage des fleurs, la menthe montre un amour exalté, des sentiments passionnés.

L'hydrolat de menthe poivrée

Remplissez votre bac à glaçons à 50 % d'eau et 50 % d'hydrolat de menthe pour des cocktails rafraîchissants durant la période chaude.
Vous pouvez aussi remplir un vaporisateur que vous placerez au frigo, l'été, afin de le vaporiser sur vos jambes pour un effet frais, circulatoire et tonifiant.

L'origine de son nom : son nom proviendrait du nom de la nymphe minthe
Ses autres noms : menthe anglaise, menthe de Hongrie, menthe sauvage, menthol, sentebon, herbe de la sagesse, herbe de mort,...
Son nom latin : mentha x piperita
Sa famille : les lamiacées (comme le thym, le basilic, la lavande, la sauge...)
Son rendement : la distillation de 1 kg de la plante entière de menthe poivrée séchée donne environ 10 ml d'huile essentielle (environ 320 gouttes)
Ses principaux composés biochimiques : environ 220 composés différents menthol (40% d'alcools), menthone (40% de cétones), acétate de menthyle (ester), terpènes, 1,8 cinéole,...
Sa fragrance : puissante, rafraîchissante, ...mentholée (!)
La couleur de sa robe : incolore
Sa période de récolte : presque toute l'année, mais principalement l'été
Son ordre de prix : €€

À ne pas confondre avec la menthe verte, la menthe des champs, la menthe pouliot, la menthe citronnée ou bergamote, la menthe nanah, ...

Proche de la menthe des champs

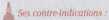
Ses contre-indications :
Pas d'utilisation chez l'enfant de moins de 6 ans, et durant la grossesse comme l'allaitement car elle peut être abortive et tarit la lactation.
Personnes épileptiques et personnes âgées l'éviteront également.
Ne jamais appliquer sur des brûlures ou une zone infectée.
Pas d'usage prolongé sans l'avis d'un spécialiste car elle peut-être neurotoxique, stupéfiante, hypertensive...

En application cutanée

Au niveau de la peau même, l'huile essentielle de menthe poivrée est antalgique, anti-inflammatoire et cicatrisante. Très fortement hypothermisante, on la dilue toujours (à quelques exceptions près), surtout pour une application étendue, au maximum à 5 % (0,5 % suffit pour être efficace).

Choc physique

La douleur qui suit un choc est toujours très forte, incontrôlable, insupportable.

L'huile essentielle de menthe poivrée grâce à son menthol anesthésie les récepteurs thermiques cutanés, et grâce à sa menthone empêche la formation d'un caillot (hématome) et cicatrise rapidement les tissus internes abîmés.

Le premier réflexe est d'appliquer immédiatement une goutte d'huile essentielle de menthe poivrée à l'endroit même du choc, à condition que le choc n'ait pas occasionné une plaie ouverte (en ce cas, placez des glaçons enveloppés dans un torchon propre). Répétez plusieurs fois l'opération si besoin.

Attention chez les enfants à la quantité et à l'étendue de la zone. Une trace sur le tibia de votre petit bout ne posera pas de problème, mais pas sur toute la jambe !

Ensuite : lavez-vous les mains !

Problèmes digestifs

La menthe poivrée est antispasmodique et stimule l'activité et la régénération des cellules du foie, ce qui en fait une solution de choix lors des nausées, troubles digestifs, intoxications et indigestions, transit difficile...

MES COSMÉTIQUES

En cosmétique, la menthe tonifie la peau, stimule la circulation sanguine et lymphatique, désincruste la cellulite…, mais reste délicate à utiliser à cause de son pouvoir hypothermisant qui peut la rendre dangereuse à dose élevée ou étendue. Vous pouvez l'inclure dans votre crème, diluée à 5 % pour les jambes, à 0,5 % pour le visage.

Un gel frais pour les jambes lourdes

Dans un flacon de 50 ml, mettez 50 gouttes d'huile essentielle de menthe poivrée, et complétez avec un gel d'aloe vera de qualité biologique. Agitez soigneusement puis effectuez un massage des chevilles jusqu'en haut des cuisses pour faciliter le retour veineux.

Pensez également à surélever vos jambes et à perdre l'habitude de les croiser.

Passez le doigt dans le bouchon pour n'en récolter vraiment qu'une trace et passez votre doigt dans votre bouche. Gardez et promenez votre salive mentholée en bouche durant une trentaine de secondes avant de l'avaler. À ne pas faire sur de longues périodes, ni plus de trois fois dans la journée.

Vous pouvez aussi masser votre ventre avec 1 goutte d'huile essentielle diluée dans une cuillère à soupe d'huile végétale de jojoba.

Nez bouché

Le menthol de la menthe poivrée vient à bout de tous les nez bouchés. Il suffit pour cela d'en prendre une trace dans la bouche et d'en respirer sur un mouchoir (une goutte suffit).

Maux de tête

La menthe est souveraine contre les maux de tête et les migraines grâce à ses effets antalgiques et anesthésiants d'une part, et son action sur le foie d'autre part. Massez doucement les tempes (loin des yeux) et la base de la nuque avec 1 goutte d'huile essentielle pure ou diluée dans une cuillère à café d'huile végétale de jojoba, faites très attention à ne pas en mettre dans les yeux.

Turista

Diarrhées abondantes et nombreuses, douleurs abdominales, parfois de la fièvre et des vomissements, tels peuvent être les bonheurs du voyage. Rien de tel que la menthe poivrée pour stopper tout cela le plus rapidement possible. Si vous avez du charbon activé commencez par en

DANS LA CUISINE

L'huile essentielle de menthe poivrée se marie merveilleusement bien avec les recettes au chocolat. Comme elle est très puissante, il faut l'utiliser avec beaucoup de parcimonie, et même parfois préférer son hydrolat, plus doux, comme par exemple dans une salade de fruits d'été pour donner une impression de fraîcheur.

Des chocolats pour digérer

Faites fondre au bain-marie 200 g de chocolat noir. Une fois le chocolat fondu et retiré du feu, ajoutez-y une toute petite pincée de sel, une cuillère à soupe de café et 5 gouttes d'huile essentielle de menthe poivrée. Mélangez soigneusement le tout. Versez la préparation dans de petits moules en silicone et laissez refroidir à température ambiante (pas au frigo). Démoulez et servez en fin de repas pour terminer sur une note aérienne.

DANS LA CUISINE

Un sirop de menthe maison
Mettez 7 gouttes d'huile essentielle de menthe poivrée dans 500 ml de sirop de canne ou d'agave. Si vous souhaitez une belle couleur verte ou leurrer vos enfants qui ne jurent que par leur marque de sirop favori, ajoutez 2 gouttes de colorant alimentaire. Agitez soigneusement et servez comme un sirop ordinaire, additionné d'environ sept volumes d'eau.

DANS LA MAISON

Les souris détestent l'odeur de la menthe. Si certains de ces rongeurs ont élu domicile chez vous, déposez une goutte d'huile essentielle de menthe aux endroits stratégiques. En plus, cela embaumera la maison !

prendre 3 gélules toutes les heures. Prenez également une trace de menthe poivrée dans la bouche plusieurs fois par jour, et massez régulièrement votre ventre avec 1 goutte d'huile essentielle de menthe poivrée diluée dans une cuillère à soupe d'huile végétale, ou une quelconque crème pour le corps que vous pouvez avoir sous la main. Et n'oubliez pas de boire beaucoup et manger peu.

Concentration et endormissement

La menthe, comme son nom l'indique, est la grande huile essentielle du mental. Elle stimule le travail intellectuel, stoppe le trac, permet de rassembler ses idées et de se fixer un objectif. Lorsque, au coucher, le cerveau en ébullition ressasse et ressasse encore, une trace de menthe poivrée sur le « troisième œil », au milieu du front, permet de stopper le petit vélo pour enfin lâcher prise, se relaxer et s'endormir.

Un massage pour les jambes lourdes

Vos jambes sont lourdes comme si vous portiez des chaussures de plomb, ça ne circule plus, ça gonfle quand il fait chaud, la cellulite s'incruste…, la menthe poivrée est là pour vous soulager. Mettez dans le creux de votre main une noix de gel d'aloe vera et 2 gouttes d'huile essentielle de menthe poivrée. Massez ensuite vos jambes, des chevilles jusqu'en haut des cuisses jusqu'à absorption complète. Effet rafraîchissant garanti !

Un bain stimulant

Attention à la menthe dans le bain, on ne l'utilise qu'en synergie avec une ou plusieurs autres huiles essentielles pour revitaliser, stimuler, rafraîchir…, mais **jamais plus de**

3 gouttes, bien diluées dans une noisette de shampoing avant d'être mises dans l'eau. À réserver aux adultes, et en dehors de la grossesse !

En olfaction

L'huile essentielle de menthe poivrée tonifie le système nerveux et tout l'organisme en général. En olfaction, elle combat le stress, le surmenage, l'anxiété. Elle est aussi antispasmodique et antiseptique des voies respiratoires.

Choc émotionnel

Vous ou quelqu'un venez de recevoir une mauvaise nouvelle, ou de vivre une grande frayeur, le réflexe est encore de vous précipiter sur la menthe poivrée, cette fois pour la respirer, de manière la plus lente possible, en en mettant par exemple une goutte sur un mouchoir.

Mal des transports, nausées (et mauvaise haleine)

Grande régulatrice du foie, la menthe est aussi anti-vomitive. Au cours du voyage, quand la nausée monte, passez le doigt dans le bouchon d'huile essentielle pour n'en prélever qu'une trace, et sucez-le. Gardez et promenez votre salive mentholée en bouche durant une trentaine de secondes avant de l'avaler.

Pour les enfants, mettez une goutte sur un mouchoir que vous leur donnez à respirer.

Fatigue physique et psychique

Vous êtes surmené(e), vous manquez de tonus et de courage, votre esprit n'a de cesse et vous n'arrivez plus

---

MON COMPAGNON À QUATRE PATTES

Appliquez une goutte sur les piqûres d'insectes de votre chien et évitez qu'il ne se lèche tout de suite. S'il a des tiques, mettez 2 gouttes d'huile essentielle de menthe sur un coton et avec un sparadrap, tenez le coton sur la tique accrochée à votre animal. Après quelques minutes, retirez-la avec précaution pour l'avoir entière, et remettez une trace de menthe sur la morsure. Surtout pas d'huile essentielle de menthe poivrée pour votre chat, pour lequel elle sera toxique ! (Voir page 76).

Au IXe siècle, on connaissait tellement de variétés de menthes, qu'un moine a écrit qu'il préférait avoir à compter les étincelles de la fournaise de Vulcain plutôt que d'essayer de les dénombrer. Chacune renferme une huile essentielle différente, mais toutes contiennent du menthol qui leur donne leur parfum caractéristique.

à lâcher prise. Mettez un flacon d'huile essentielle de menthe dans votre poche et respirez-la à volonté, lorsque le besoin se fait sentir de faire une pause pour repartir, l'esprit « rafraîchi » et relaxé.

Long voyage

Vous êtes parti(e) pour conduire de longues heures. Évidemment, il est d'abord conseillé de vous arrêter régulièrement pour respirer et faire quelques pas, et vous pouvez ensuite laisser tomber une goutte d'huile essentielle de menthe poivrée sur votre tapis de sol ou bien imprégner un mouchoir coincé dans la grille de la ventilation, car la menthe stimule l'attention et retient la fatigue.

ATTENTION DANGER

Extrêmement polyvalente, l'huile essentielle de menthe poivrée doit être manipulée avec précautions à cause de son taux relativement élevé en cétones, molécules neurotoxiques, convulsives et abortives à dose élevée ou prolongée.

Utilisée à faible dose cependant, elle s'avère d'une efficacité remarquable.

CE QU'EN DIT LE THÉRAPEUTE

L'effet de la menthe poivrée sur notre psychisme et nos émotions

La grande huile essentielle de l'ouverture, la menthe poivrée retire ce qui est en trop afin de nous laisser aller à l'essentiel, à nous concentrer sur un seul objectif.

Elle désarçonne les cyclothymiques qu'elle pousse à se fixer pour leur éviter à passer d'un état à un autre.

Sa devise : «le souffle du lâcher-prise»

Niaouli

Melaleuca quinquenervia

- *Stimule l'immunité naturelle*
- *Dégage les voies respiratoires*
- *Protège, purifie et répare la peau*

CE QU'EN DIT LE PRODUCTEUR

Ce sont les feuilles, oblongues et vertes, reconnaissables à ses cinq nervures («quinquenervia»), qui sont distillées de septembre à janvier. La distillation dure près de trois grandes heures pour garantir une belle huile essentielle. «Faire» du niaouli est exigent car cela nécessite beaucoup de travail. Son rendement est relativement faible lorsque l'on s'attache à récolter une huile de qualité en ne distillant que les feuilles, soigneusement triées (moins de 1%); il est meilleur lorsque l'on distille les rameaux entiers.

Son prix en 10 ml varie généralement entre 5.5 euros et 6 euros. Pour être certain de sa qualité, optez toujours pour une huile essentielle de qualité biologique.

Les Anciens le savaient déjà

Le niaouli est connu depuis des siècles pour ses vertus curatives et relaxantes. Les habitants des régions qui le voyaient pousser l'utilisaient comme une véritable panacée. Que ne soigne pas le niaouli ?

Symboles et légendes

Le niaouli est un véritable symbole de vie pour les Canaques pour qui il signifie « né dans le pays », quelle que soit l'origine des parents.

Le niaouli protège des mauvaises ondes, alors lorsque vous ne voulez pas vous laisser « vampiriser » par certaines personnes qui vous laissent privé(e) d'énergie après une conversation, 1 goutte d'huile essentielle posée sur le cœur vous protégera avec douceur. Cela fait d'elle l'huile essentielle du thérapeute.

Beaucoup plus prosaïquement, les GI utilisaient son essence pour se protéger des moustiques.

L'hydrolat de niaouli

Le niaouli n'étant pas distillé en Europe, son hydrolat n'est pas des plus faciles à trouver. En vaporisation sur le visage elle purifie, adoucit et rajeunit votre peau.

En application cutanée

Très douce et habituellement parfaitement tolérée par les peaux même les plus sensibles, l'huile essentielle de niaouli fait partie des huiles que l'on peut utiliser pures.

Ne perdez jamais de vue cependant qu'une huile essentielle utilisée pure ne la rend pas plus efficace que diluée dans un support gras ; le taux de dilution dépend toujours de l'action que l'on recherche.

L'origine de son nom : niaouli est un mot canaque qui signifie « né au pays »
Ses autres noms : goménol, arbre à peau, paperbark tea tree…
Ses noms latins : Melaleuca quinquenervia, Melaleuca viridiflora
Sa famille : les myrtacées (comme l'eucalyptus, la myrte, le giroflier, l'arbre à thé…)
Son rendement : la distillation de 1 kg des feuilles fraîches de niaouli donne entre 6 et 20 ml d'huile essentielle selon la qualité
Ses principaux composés biochimiques : environ 25 composés différents 1,8 cinéole (jusqu'à 65 % d'oxydes), terpinéol et viridiflorol (alcools), pinènes (monoterpènes)
Sa fragrance : fraîche, balsamique, herbacée
La couleur de sa robe : incolore
Sa période de récolte : de septembre à janvier
Son ordre de prix : €

Proche par sa composition biochimique de ravintsara, cajeput, saro

Ses contre-indications :
Très bien tolérée, elle ne présente pas de contre-indications connues.
À utiliser comme toujours avec prudence pendant la grossesse et chez les enfants de moins de 3 ans.

MES COSMÉTIQUES

L'huile essentielle de niaouli est cicatrisante, tonique, régénératrice, elle calme rougeurs et démangeaisons. On peut l'ajouter dans les huiles pour le soin des jambes pour son effet circulatoire et tonique.

Shampoing doux assainissant du cuir chevelu
Mettez 100 gouttes d'huile essentielle de niaouli dans votre bouteille de shampoing doux de 250 ml. Secouez bien. Attention de ne pas mettre de shampoing dans les yeux !

Le niaouli a tant et tant d'applications possibles que cette énumération est loin d'être exhaustive… Cependant sa grande spécificité est son action sur la sphère ORL.

Du p'tit rhume à la grosse grippe

L'huile essentielle de niaouli est à la fois tonique et grande stimulante des défenses immunitaires. Sa spécificité tient à sa molécule de cinéole qui a une excellente action contre les virus au sein de l'appareil respiratoire, et qui fluidifie les sécrétions de mucus et aide à les évacuer.

Elle est donc toujours d'actualité dès qu'il s'agit de la sphère ORL.

En prévention et pour se protéger d'un environnement « à risques », on dépose 1 goutte tous les matins sur l'intérieur des poignets que l'on frotte l'un contre l'autre.

Dès que le nez chatouille et que l'on sent le virus s'installer, on l'en chasse aussitôt en déposant 1 goutte sur les poignets toutes les heures (pour les enfants de plus de 3 ans, préférez l'appliquer plutôt dans le haut du dos, de part et d'autre de la colonne vertébrale et sous la plante des pieds en massage appuyé).

Terrassé(e) par un Vilain Virus Virulent et plongé(e) au fond de votre lit, c'est 10 gouttes toutes les heures que vous allez absorber par votre peau (poignets et haut du dos, la zone de part et d'autre de la colonne vertébrale, que vos doigts peuvent atteindre en tendant le bras en arrière), et diffuser dans l'atmosphère à raison de 5 minutes toutes les heures. Pour les enfants, restez à 5 gouttes toutes les heures, en évitant le thorax pour qu'ils ne se frottent pas les yeux après avoir touché leur poitrine.

Otite

Attention, il est hors de question de mettre de l'huile essentielle de niaouli à l'intérieur de l'oreille !!!
En revanche, en massage derrière l'oreille, diluée à 50 % avec une huile végétale, l'huile essentielle de niaouli calme l'inflammation et soulage la douleur. Mettez une goutte d'huile essentielle pour une goutte de macérat huileux de millepertuis, et répétez l'application toutes les 15 minutes en maintenant l'oreille au chaud, avec une bouillotte enveloppée dans une serviette par exemple, et en l'entourant d'une main avec des glaçons enveloppés dans un linge. Pensez aussi à assainir le système digestif.
À n'utiliser qu'à partir de 3 ans ; pour les bébés, préférez l'huile essentielle de thym à linalol.

Peaux sèches, brûlées...

Le niaouli fait partie des huiles douces pour la peau qu'elle régénère, cicatrise, protège. On la dilue alors à 30 % dans une huile de noyaux d'abricot que l'on applique sur la peau, en faisant très attention au contour des yeux.

Eczéma, psoriasis

Pour lutter contre ces problèmes dont il n'est pas facile de se débarrasser, préparez-vous un baume au niaouli. Pour cela, faites fondre tout doucement au bain-marie 90 g de beurre de karité. Lorsque le karité est liquide, retirez-le du feu et ajoutez-y deux belles cuillères à soupe de macérat huileux de millepertuis et 5 ml d'huile essentielle de niaouli (soit environ 180 gouttes). Mélangez bien avec une cuillère en bois ou en plastique (pas de métal), et placez au frais quelques heures.

DANS LA CUISINE

Les huiles essentielles respiratoires n'ont pas d'intérêt en cuisine. On peut tout de même signaler l'existence d'une liqueur élaborée en Nouvelle-Calédonie, obtenue en faisant macérer des feuilles de niaouli dans l'alcool.

DANS LA MAISON

Pour assainir une atmosphère confinée, supprimer des odeurs de cuisine ou de tabac, faire fuir les moustiques, diffusez quelques minutes plusieurs fois dans la journée du niaouli. Ce qui ne vous dispense pas d'aérer régulièrement votre intérieur en ouvrant grand les fenêtres !

Appliquez quotidiennement sur la zone eczémateuse, et consultez un naturopathe pour réviser votre alimentation et apprendre à gérer votre stress.

Radiothérapie

L'huile essentielle de niaouli, comme celles de l'arbre à thé ou du cajeput ont une action protectrice de la peau très appréciable lorsque l'on subit un traitement par radiothérapie. Elles évitent que la peau ne prenne un aspect cartonné, effet bien connu de ce genre de traitement.

Au moins 20 minutes avant la séance, faites pénétrer quelques gouttes d'huile essentielle **pure** sur la zone ; cela n'interférera pas avec les résultats et protégera la peau de la brûlure causée par les ondes.

Après la séance, massez à nouveau la zone traitée avec un mélange à 50 % d'huile essentielle et d'huile végétale de rose musquée. Renouvelez l'application deux fois par jour.

Acné

Appliquez tous les jours une trace d'huile essentielle pure directement sur chaque bouton. Évitez de le faire avant d'aller vous exposer au soleil.

Herpès labial

Dès les tout premiers picotements bien caractéristiques d'une poussée d'herpès, appliquez plusieurs fois par jour du niaouli pur directement sur le bouton qui ne devrait pas faire long feu.

Sachez que le virus du zona est du même type que celui de l'herpès, et que l'on pourra soulager un zona en appliquant dessus un mélange à 50 % d'huile essentielle de niaouli et de macérat huileux de millepertuis.

Varicelle

Le virus de la varicelle est le même que celui de l'herpès. Confectionnez un mélange d'huile végétale de calophylle et d'huile essentielle de niaouli qui agit sur le système immunitaire, apaise les démangeaisons et cicatrise. Dans un flacon de 100 ml d'huile végétale, ajoutez 30 gouttes d'huile essentielle de niaouli pour les enfants entre 12 et 36 mois, 100 gouttes entre 3 et 6 ans, 150 gouttes au-delà de 6 ans. Appliquez régulièrement dans la journée.
Vous pouvez aussi diluer 10 gouttes d'huile essentielle de niaouli dans le bain, en prenant soin de les mélanger préalablement avec du shampoing pour que l'huile essentielle se mélange bien à l'eau.

Voyages

Les qualités immunostimulantes et antivirales du niaouli en font un allié de choix dans vos voyages vers les pays chauds pour échapper au maximum aux virus inconnus par notre organisme et que l'on serait susceptible d'attraper facilement.

Un massage redynamisant

Un massage à l'huile essentielle de niaouli revitalise, apaise les douleurs dues aux tensions musculaires, débouche le nez, relance la circulation sanguine, stimule les défenses naturelles de l'organisme, remonte les états de fatigue physique et psychique, bref relance la machine !
Couplez-la avec une huile végétale de germes de blé dans une dilution à 5 %, soit environ 80 gouttes dans un flacon de 50 ml d'huile de germes de blé.

MON COMPAGNON À QUATRE PATTES

Votre chien « se traîne », ne mange plus alors qu'il dévore d'habitude, bref il a un gros coup de « moins bien ». Vous pouvez lui déposer 3 gouttes d'huile essentielle de niaouli dans l'encolure ou sur le haut de l'abdomen (pour qu'il ne puisse pas se lécher), en faisant bien pénétrer l'huile entre les poils, régulièrement jusqu'à amélioration. S'il souffre d'eczéma, ajoutez 70 gouttes d'huile essentielle de niaouli dans le flacon de shampoing de 250 ml. Lavez votre animal une fois par semaine jusqu'à amélioration. Attention aux yeux !

Un bain antigrippe pour les adultes

Quand vous vous sentez fébrile et que le nez commence à picoter, plongez-vous dans un bon bain chaud dans lequel vous aurez dispersé 10 gouttes de niaouli, mélangées préalablement avec un peu de shampoing. Restez-y une dizaine de minutes, en augmentant progressivement la température de 2 ou 3° (maximum 40 °C). Puis sortez du bain et allez vous blottir sous plusieurs édredons pour bien transpirer et aider votre organisme à chasser le virus qui cherche à s'y reproduire.

En olfaction

L'huile essentielle de niaouli stimule les défenses immunitaires, mais est également très équilibrante pour le système nerveux végétatif, qui gère toutes les fonctions du métabolisme, et tout particulièrement les stress que l'on subit au quotidien.

Nez bouché

Lorsque votre nez est bouché, déposez 1 goutte d'huile essentielle de niaouli sur un mouchoir et respirez.

Un gros rhume ou une bronchite ?

Expectorante et fluidifiante sanguine, l'huile essentielle de niaouli, en plus de son action immunostimulante, aide à évacuer les sécrétions bronchiques avant que cela ne s'infecte. Diffusez-la dans l'atmosphère à raison de 10 minutes toutes les heures.

Examens

L'huile essentielle de niaouli favorise la concentration et facilite la compréhension des devoirs et la préparation des examens.
À diffuser 5 minutes toutes les heures dans la chambre. Amenez ensuite le flacon en classe ou en salle d'examen pour la respirer régulièrement, voire en mettre une trace sous le nez.
Cela reste valable pour un gros dossier à terminer.

Assainir des locaux en période infectieuse

Lorsque vous partagez un lieu avec du monde et que certains commencent à être malades, diffusez du niaouli dans l'atmosphère. À vous de convaincre votre patron et vos collègues des avantages que tout le monde pourrait en tirer.

CE QU'EN DIT LE THÉRAPEUTE

L'effet du niaouli sur notre psychisme et nos émotions

Le niaouli, tel «le pur esprit de l'air», relance les esprits fatigués et endoloris. Il permet de surpasser nos anciennes frayeurs afin de nous éviter les mêmes erreurs, de reproduire les mêmes schémas destructeurs.

Il nous protège ainsi non seulement de nos démons intérieurs, mais aussi de ceux qui tentent de se nourrir de nos propres énergies : les «vampires énergétiques".

Petit grain bigarade

Citrus aurantium L. var. bigaradia (fe)
- *Accompagne les séparations*
- *Apaise la nervosité*
- *Apaise les troubles du sommeil*

CE QU'EN DIT LE PRODUCTEUR

Bigaradier vient étymologiquement du provençal bigarrado *désignant une orange aigre. Issu de l'oranger amer qui nous offre généreusement ici la feuille, le petit grain bigarade représente la grand-mère dans la symbolique familiale de l'arbre.*

On distille ses rameaux feuillus durant 4 à 5 heure pour obtenir une huile essentielle à la saveur amère et au parfum poudré et doux à la fois. Malgré un rendement capricieux variable entre 0.3 et 0.4 %, son prix reste accessible.

Il faut compter entre 10 et maximum 13 euros les 10 ml, et la choisir de qualité biologique pour bénéficier de sa parfaite qualité alimentaire. Vous pourrez ainsi l'ajouter au moment voulu, par petites touches à des recettes telles que les cocktails, les mousses et les sorbets.

Les Anciens le savaient déjà

L'eau de fleur d'oranger accompagne petits et grands depuis des temps immémoriaux. Rafraîchissante et envoûtante, elle est aussi synonyme de bienvenue et de fête, surtout dans les pays méditerranéens. Les grands voyageurs d'autrefois ne se séparaient jamais de cette eau précieuse qui les rafraîchissait durant leurs longs voyages.

N'hésitez pas à faire de même durant la saison chaude en conservant un flacon vaporisateur dans votre réfrigérateur. Votre peau vous en remerciera, car l'eau de fleur d'oranger apaise et adoucit.

Symboles et légendes

L'oranger a la particularité de porter à la fois feuilles, fleurs et fruits. Ses feuilles, toujours vertes, symbolisent l'amour éternel. Ses fleurs blanches et parfumées symbolisent la pureté et la virginité de la fiancée, et ses fruits, l'espoir d'une descendance.

Même l'expression populaire « ma moitié d'orange » lorsque l'on a rencontré son âme sœur lie l'orange à l'union la plus sacrée.

Eau de fleur d'oranger

L'eau de fleur d'oranger accompagne petits et grands depuis des générations. Elle parfume communément les pâtisseries, calme les palpitations cardiaques des grands et aide à s'endormir les petits.

Préparez à votre bout d'chou, un verre d'eau chaude avec une cuillère à café de fleur d'oranger : cela l'aidera à se laisser aller entre les bras de Morphée.

L'origine de son nom : bigarade vient du vieux provençal bigarrat
Ses autres noms : bigarade, bigarde, oranger amer…
Ses noms latins : Citrus aurantium L. ssp. aurantium, Citrus aurantium L. var. amara, Citrus aurantium L. var. bigaradia
Sa famille : les rutacées (comme l'orange, la mandarine, et tous les autres agrumes…)
Son rendement : la distillation de 1 kg des fruits verts, des feuilles et des ramilles de l'oranger bigarade donne environ 6 ml d'huile essentielle (environ 200 gouttes)
Ses principaux composés biochimiques : environ 45 composés différents acétate de linalyle (60 % d'ester), linalol, terpinéol (30 % de monoterpénols), myrcène (terpène)
Sa fragrance : verte, fraîche, herbacée
La couleur de sa robe : incolore à jaune ambré
Son ordre de prix : €€

À ne pas confondre avec le néroli (distillation des fleurs), l'essence d'orange (expression des zestes)

Proche par sa composition biochimique de toutes les huiles essentielles de petit grain (citronnier, mandarinier…)

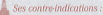
Ses contre-indications :
Le petit grain bigarade ne présente aucune contre-indication aux doses physiologiques. Elle fait même partie des huiles essentielles qui peuvent être utilisées pendant la grossesse et chez les jeunes enfants.

MES COSMÉTIQUES

L'huile essentielle de petit grain bigarade a fréquemment été utilisée dans les parfums et les cosmétiques pour son odeur délicate et fleurie qui évoque le néroli, avec une pointe verte qui en rehausse la douceur. On l'aime dans les crèmes pour la peau car c'est un excellent rééquilibrant et régénérant tissulaire. Et elle n'est pas photosensibilisante, comme les essences d'agrumes, mais d'une manière générale, on évitera d'appliquer des huiles essentielles avant de s'exposer au soleil.

En application cutanée

L'huile essentielle de petit grain est un des meilleurs antispasmodiques qui soient. Grande régulatrice du système nerveux, elle apaise nervosité et tension, combat l'insomnie, régule le flux respiratoire et le rythme cardiaque…

Séparation

Lorsque vient le moment de la séparation et que la gorge se noue, le petit grain apporte le réconfort d'une présence, autant à l'adulte qui en dépose 1 goutte à l'intérieur des poignets, qu'à l'enfant pour lequel on met 1 goutte sur le doudou. Elle aide à faire la transition, c'est un câlin à l'état pur.

Le mal de ventre avant d'aller à l'école

Qu'il est fréquent ce petit mal de ventre du matin, ou parfois même du soir, de l'enfant qui appréhende d'aller à l'école. L'huile essentielle de petit grain bigarade dénoue les spasmes, apaise la nervosité, réconforte, prépare à la séparation… Deux gouttes d'huile essentielle de petit grain bigarade pour 5 gouttes d'huile végétale de coton ou de jojoba.

Angoisses de la femme enceinte

Lorsque la future maman appréhende l'accouchement, la douleur, et se demande si elle sera une bonne mère, le petit grain bigarade est là pour jouer le rôle de la bonne grand-mère qui rassure, qui « sait ».

Mettre régulièrement 3 gouttes d'huile essentielle sur la face interne des poignets que vous frottez l'un contre l'autre, et 2 gouttes en massage sur le plexus solaire, deux à trois fois par jour selon les besoins.

Peaux matures et taches de vieillesse

Une goutte bien mélangée à votre crème de jour régénère et revitalise la peau.

Le hoquet de bébé

Quand bébé a le hoquet, massez-lui légèrement le dos entre les omoplates avec 1 goutte d'huile essentielle de petit grain bigarade et 1 goutte d'huile végétale de jojoba ou de coton.

Toux spasmodiques, palpitations cardiaques

Le petit grain, par son action antispasmodique, calme la toux, régule les palpitations cardiaques, dénoue les contractions musculaires liées au stress.
Deux gouttes d'huile essentielle de petit grain bigarade et deux gouttes d'huile végétale en massage sur le cœur et le plexus solaire.

Un massage pour remonter le moral

Recevoir un massage au petit grain bigarade lorsque l'on sent la déprime nous envahir, c'est comme une grand-mère qui nous prend dans ses bras pour nous dire que tout ira bien dorénavant.
Il apaise les angoisses et favorise le retour au calme et à la sérénité.
Mettez 50 gouttes de petit grain bigarade dans un flacon de 30 ml et complétez celui-ci avec un macérat huileux de millepertuis, qui apportera lui aussi ses vertus remonte-moral.
Insistez sur les zones de part et d'autre de la colonne vertébrale.

MES COSMÉTIQUES

Crème équilibrante pour le corps
Faites fondre tout doucement au bain-marie 80 g de beurre de karité. Lorsqu'il est liquide, retirez-le du feu et ajoutez-y 15 ml d'huile végétale de noyaux d'abricot et 100 gouttes d'huile essentielle de petit grain bigarade. Mélangez bien et versez le tout dans un pot de 100 ml que vous fermerez soigneusement et mettrez au frigo durant quelques heures. On va aimer vous approcher…

DANS LA MAISON

Pour une vaisselle plaisir, ajoutez 5 gouttes de petit grain bigarade dans votre bouteille de produit vaisselle et agitez bien.

DANS LA CUISINE

L'eau de fleur d'oranger, qui est l'eau qui a servi à la distillation, est depuis longtemps utilisée dans la confection des pâtisseries. On peut très bien essayer de remplacer cette eau par une goutte d'huile essentielle de petit grain, qui donnera plus de caractère en ajoutant sa note verte légèrement amère. À essayer avec parcimonie.

La salade de fruits bigaradée

Préparez une salade de fruits de saison. À part, pressez une orange et ajoutez au jus une goutte seulement d'huile essentielle de petit grain bigarade, une pincée de cannelle et une pincée de gingembre en poudre. Ajoutez à la salade de fruits et laissez macérer une petite heure. Dégustez, vos invités vous promettront monts et merveilles pour connaître votre secret !

Un bain pour les enfants

Pour aider les enfants à calmer leur agitation et se préparer au sommeil, rien de tel qu'un bain au petit grain bigarade. Mettez du shampoing dans le creux de votre main et mélangez-y 10 gouttes d'huile essentielle de petit grain bigarade, puis dispersez le mélange sous le robinet qui coule pour disperser les arômes et fabriquer de la mousse qui fera le bonheur de vos petits.

Ce bain n'est pas réservé aux enfants... même avec la mousse !

En olfaction

L'huile essentielle de petit grain bigarade rééquilibre le système nerveux végétatif, qui gère les stress auxquels nous sommes soumis, afin d'équilibrer adaptation et récupération. Le petit grain bigarade est souverain pour tous les problèmes liés à un système nerveux surmené : nervosité, anxiété, angoisses, hyperactivité, stress...

Insomnies

Pour s'endormir, mieux dormir, éviter les insomnies (surtout lorsqu'elles sont dues à l'angoisse de la solitude), ou encore faire cesser les cauchemars..., diffusez l'huile essentielle dans la chambre à coucher 5 minutes avant d'aller vous coucher et/ou déposez 2 gouttes de petit grain sur l'oreiller, sur un mouchoir ou sur le doudou de l'enfant.

Anxiété, surmenage

En cas de surmenage, si vous êtes à la fois épuisé(e) et à cran, respirez l'huile essentielle de petit gain directement au flacon ou bien mettez-en 2 gouttes sur un mouchoir.

Palpitations cardiaques

Lorsque vous sentez la crise arriver, faites dix longues respirations, basses, lentes et profondes avec du petit grain bigarade.

Asthme léger de l'enfant

Faites-lui respirer de l'huile essentielle de petit grain bigarade en lui demandant d'inspirer sur 2 secondes et d'expirer sur 3, puis allongez les temps…
Antispasmodique, elle régule le flux respiratoire et apaise le mental.

DANS LA CUISINE

Les crêpes bigarades
Pour environ 6 crêpes, mélangez 125 g de farine, 50 g de sucre non raffiné, une pincée de sel, 2 œufs et environ 300 ml de lait végétal d'avoine. Lorsque le mélange est bien homogène, ajoutez 2 belles cuillères à soupe de beurre fondu et seulement 1 goutte d'huile essentielle de petit grain bigarade. Laissez reposer 2 heures et confectionnez les crêpes. Bon appétit !

CE QU'EN DIT LE THÉRAPEUTE

L'effet du petit grain bigarade sur notre psychisme et nos émotions

Sa devise est « un câlin chaleureux », celui de la grand-mère de conte de fées qui comprend en un regard, qui soutient, dorlote, nourrit le cœur attristé de tout l'amour du monde. Le petit grain aide à supporter la séparation en comblant le manque ou la sensation de manque.

Sauge sclarée

Salvia sclarea L.

- *L'huile majeure de la femme qui régularise, tempère, déclenche…*
- *Régule la transpiration excessive*
- *Assèche les cheveux gras et ralentit la chute des cheveux*

CE QU'EN DIT LE PRODUCTEUR

Herbe sacrée, la sauge a été longtemps considérée comme une panacée universelle. La sauge sclarée dite « toute bonne » à feuille large, épaisse et légèrement gaufrée, pousse sur presque tous les sols. D'une hauteur variable, entre 40 à 80 cm, elle devient vite touffue, offre des fleurs magnifiques, et se récolte de mars à novembre.

Il faut trois à quatre heures d'une distillation à basse pression pour obtenir une huile essentielle de grande qualité. Le pourcentage de sclaréol n'en sera que plus élevé : cette molécule qui fait la spécificité de la sauge sclarée, connue et appréciée en aromathérapie, possède une action régulatrice sur le plan hormonal et se rapproche dans sa structure, des hormones stéroïdes sexuelles humaines.

Pour les amoureux des odeurs qui découvrent cette huile essentielle, la sauge sclarée nous offre un parfum unique avec au premier plan, les sous bois, les champignons, et en second plan, le sarrasin avec des envolées inattendues de chocolat!

Son prix en 5 ml varie généralement entre 9 euros et 12 euros. Choisissez-la de qualité biologique pour être sur de son authenticité et en apprécier ses bienfaits.

Les Anciens le savaient déjà

Au XVIIIe siècle, les asthmatiques roulaient les feuilles de sauge pour les fumer dès l'apparition des premiers pollens.
On mâchouillait les feuilles pour supprimer une mauvaise haleine et on la faisait brûler pour purifier la maison. Mais une croyance de jardinier déconseillait de la planter soi-même dans son jardin pour ne pas attirer le mauvais œil.
On dit aussi que la sauge fleurit dans le jardin seulement lorsque la femme règne en maîtresse dans la maison.

Symboles et légendes

C'est sans doute parce que la sauge garde sa couleur et son arôme même par temps froid qu'elle porte le symbole de l'immortalité.
On la dit capable d'apporter argent, sagesse, protection, guérison, purification, harmonie…
Une croyance assure aussi qu'un vœu écrit sur une feuille de sauge se réalise. Pour cela broyez-la avec un mortier et glissez la poudre obtenue sous votre oreiller, trois nuits consécutives. Si vous rêvez de votre souhait, il se réalisera…

L'origine de son nom : sauge vient du latin *salvare* qui signifie «guérir, sauver» et sclarée du latin *clarus* qui signifie «lumineux»
Ses autres noms : herbe aux plaies, herbe sacrée, souage, orvale, toute-bonne, …
Ses noms latins : salvia sclarea, aethiopis sclarea, sclarea vulgaris
Sa famille : les lamiacées (comme le thym, le basilic, la menthe, la lavande, …)
Son rendement : la distillation de 1 kg de la plante fleurie de sauge donne environ 8 ml d'huile essentielle (environ 250 gouttes)
Ses principaux composés biochimiques : environ 180 composés différents acétate de linalyle (80% d'esters), linalol (alcool), scláréol (di-terpénol)
Sa fragrance : herbacée, fraîche, camphrée
La couleur de sa robe : incolore à jaune pâle
Sa période de récolte : de mars à novembre
Son ordre de prix : €€€

À ne pas confondre avec la sauge officinale (officinalis) : neurotoxique et abortive, la sauge trilobée (fructicosa), la sauge à feuille de lavande (lavandulaefolia), la sauge blanche (apina)

 Ses contre-indications :
Les mastoses, les fibromes, les cancers hormono-dépendants, les jeunes enfants, les femmes enceintes et allaitantes (elle stoppe la lactation).

MES COSMÉTIQUES

On l'utilise en parfumerie pour fixer les fragrances. Note de cœur, elle est délicate à utiliser tant sa fragrance prend le dessus sur les autres. Mélangée à votre crème de jour, elle régule les sécrétions de sébum et de transpiration et tonifie la peau.

Une lotion quotidienne pour une jolie peau
Usez de l'hydrolat de sauge en vaporisation tous les soirs sur un visage soigneusement nettoyé pour assainir, cicatriser et réguler les fonctions de la peau. Vous préviendrez ainsi points noirs, peau grasse et/ou terne, rougeurs, boutons…

L'hydrolat de sauge

Faites une cure anticholestérol en prenant 2 cuillères à café d'hydrolat de sauge par jour dans un verre d'eau, du 1er jour des règles au 14e jour du cycle.

En application cutanée

C'est la voie d'application principale de la sauge sclarée. Pour la peau, elle est assainissante et régulatrice.
La grande spécificité de l'huile essentielle de sauge sclarée est sa grande efficacité sur tous les problèmes gynécologiques de la femme : puberté, troubles du cycle menstruel, ménopause… Elle régule les dysménorrhées, déclenche les règles disparues, tempère et régule les règles excessives… et a même une action sur l'équilibre général, et donc sur les sautes d'humeur, voire les souffrances psychologiques qui accompagnent ces périodes.

Puberté

Lorsque la mise en place du cycle menstruel est difficile et douloureuse, la sauge harmonise le système hormonal de la jeune fille.

Sept jours avant les règles, massez son ventre avec une cuillère à soupe d'huile végétale de germes de blé et 1 goutte de sauge sclarée, jusqu'à complète absorption. Si la fillette n'est pas encore réglée, repérez le ou les jours où elle a mal au ventre, comptez vingt et un jours et à partir de là, faites une semaine de ce soin tous les mois.

La sauge aide ces toutes jeunes filles à franchir le cap du passage à l'état de femme.

Douleurs menstruelles et seins douloureux

Pour prévenir et apaiser les douleurs, commencer une semaine avant le jour des règles à masser seins, ventre et bas du dos avec une cuillère à soupe d'huile végétale d'onagre et 2 gouttes d'huile essentielle de sauge sclarée.

Bouffées de chaleur de la ménopause

Une goutte de sauge sclarée sur la nuque et les tempes calme les bouffées de chaleur.
La sauge est par ailleurs une grande accompagnatrice de la ménopause, des ennuis physiques aux syndromes dépressifs fréquents à cette période. Massez-vous régulièrement le ventre et le bas du dos avec 2 gouttes de sauge sclarée diluées dans une cuillère à café d'huile végétale d'onagre.

Varices

La sauge est anti-inflammatoire et régule la circulation sanguine. Massez vos jambes avec deux cuillères à soupe d'huile végétale de calophylle et 3 gouttes de sauge sclarée.

Transpiration excessive des aisselles

Massez tous les matins vos aisselles avec un mélange d'un peu d'huile végétale de noyaux d'abricot (peu grasse) et 1 goutte de sauge sclarée.
Laissez pénétrer avant de vous habiller.

Un massage rééquilibrant

La sauge sclarée, relaxante, antispasmodique, régule le système nerveux et hormonal. Stressée, cafardeuse, surtout pendant vos lunes, vous apprécierez grandement un

---

MES COSMÉTIQUES

Pour assainir une peau acnéique et chargée, vous pouvez aussi faire une fumigation (bain de vapeur) : faites bouillir un bol d'eau chaude et ajoutez-y 3 gouttes de sauge sclarée. Attention à la chaleur car la vapeur trop chaude peut endommager la barrière protectrice de la peau. N'hésitez pas à relever la tête si c'est trop chaud !
Shampooing régulateur pour chute de cheveux, pellicules, cheveux gras…
Mettez 20 gouttes dans votre bouteille de shampoing et secouez bien. Appliquez sur les cheveux mouillés, massez le cuir chevelu et laissez poser le shampoing quelques minutes avant de rincer.

DANS LA CUISINE

Même si c'est plutôt la sauge commune qui est habituellement utilisée en cuisine, on pourra user de la sauge sclarée avec bonheur pour nos papilles. Son goût puissant et légèrement camphré se marie bien avec le porc, le gibier, la volaille…

Sauce à la sauge
Faites revenir à la poêle, 2 oignons émincés et 1 gousse d'ail hachée dans un peu d'huile d'olive. Ajoutez 300 g de champignons émincés et laissez cuire à feu doux en remuant régulièrement, jusqu'à évaporation du jus. Versez ensuite 20 cl de crème fraîche et le jus d'un demi-citron, et portez à ébullition, le temps que la sauce épaississe un peu. Retirez la poêle du feu, salez, poivrez, puis ajoutez 1 à 2 gouttes d'huile essentielle de sauge sclarée selon votre goût.

massage lent et enveloppant à l'huile essentielle de sauge sclarée, diluée dans une belle huile végétale de jojoba pour y ajouter un côté solaire ou de noyaux d'abricot pour une dimension plus « cocooning »…

Un bain de pieds anti-transpirant

Vous avez tendance à transpirer abondamment des pieds, ce bain va vous changer la vie.
Laissez couler dans une poignée de gros sel 5 gouttes d'huile essentielle de sauge sclarée, puis diluez le sel dans une cuvette d'eau chaude. Faites trempette une dizaine de minutes tous les soirs. Pensez aussi à ne mettre que des chaussettes en coton et à les changer tous les jours, voire deux fois par jour.

En olfaction

On évite en général de diffuser de la sauge sclarée car c'est une huile précieuse et chère.
On peut en revanche la respirer directement au flacon ou en déposant une goutte sur son mouchoir, pour son action tonique sur le système nerveux, régulatrice du système neurovégétatif et relaxante puissante. Elle peut même s'avérer euphorisante et agir sur tous les troubles liés au stress.

Fatigue nerveuse

Quand vous n'en pouvez plus, que vos idées noires commencent à prendre le dessus, prenez le temps de faire dix longues respirations, basses et profondes devant un flacon d'huile essentielle de sauge sclarée.

Syndrome prémenstruel et ménopause

Quand vous sentez poindre une certaine irritabilité et que monsieur demande si vous avez vos lunes, parfois d'une manière moins poétique, c'est le moment de déboucher votre flacon d'huile essentielle de sauge sclarée et d'en respirer une bonne bouffée.

Vous pouvez aussi en mettre 1 goutte sur les poignets, à frotter l'un contre l'autre, plusieurs fois dans la journée.

CE QU'EN DIT LE THÉRAPEUTE

L'effet de la sauge sclarée sur notre psychisme et nos émotions

Typiquement féminine ainsi que l'annonce sa devise « le dessein féminin », la sauge sclarée permet de nous dépasser. Elle équilibre en nous les polarités féminine et masculine, nous aidant à nous libérer de nos carcans archaïques et de réussir à imposer ce féminin sacré qui se trouve au fond de nous, nous menant à notre ryhtme vers la femme accomplie, ni soumise, ni féministe.

DANS LE JARDIN

Pour assurer à la fois protection, vigueur et goût pour vos carottes, pommes de terre, concombres et choux, mettez 5 gouttes d'huile essentielle de sauge sclarée dans 3 litres d'eau pour l'arrosage du matin.

MON COMPAGNON À QUATRE PATTES

Si vous avez la chance d'être aux côtés de votre chienne alors qu'elle est en train de mettre bas, massez-lui l'abdomen avec une huile essentielle de sauge sclarée diluée à 10 % dans une huile végétale d'olive afin de favoriser les contractions et les rendre efficaces. Faites sentir d'abord votre main à la chienne pour être certain que l'odeur ne l'incommode pas, et savoir si elle accepte votre aide.

Thym à linalol

Thymus vulgaris L. linaloliferum

▸ *Une huile polyvalente pour les enfants*
▸ *Anti-infectieuse douce mais puissante*
▸ *Apaise les troubles cutanés et régénère la peau*

CE QU'EN DIT LE PRODUCTEUR

Surnommé « le rêveur », le thym vulgaire est originaire d'Europe méridionale, même s'il n'est devenu l'emblème de la cuisine provençale qu'au XVIe siècle.

De nature introvertie et timide en comparaison avec certaines variétés de thyms tels le thym rouge riche en carvacrol ou le thym à thymol, le thym à linalol aime évoluer en moyenne altitude, entre 500 et 1 200 mètres. Il se complaît avec un ensoleillement moins intense que ses confrères et a besoin d'humidité pour s'épanouir.

Son odeur douce et fine se rapproche de celle de la lavande et n'a rien à voir avec celle de ses frères à phénols, plus piquante.

On le récolte en juin-juillet, de préférence le matin afin de profiter d'une teneur maximale en huile essentielle. On distille ensuite ses sommités fleuries pendant près de deux heures. Son rendement relativement faible la rend exceptionnelle et précieuse, et d'une utilisation aisée.

Son prix en 10 ml varie généralement entre 16 et 20 €.

Choisissez-le de qualité biologique pour bénéficier de sa parfaite qualité alimentaire. Vous pourrez ainsi l'associer, par petites touches, à une huile de table et assaisonner vos salades.

Les Anciens le savaient déjà

Les Romains en disposaient sur leurs couches pour mieux dormir. La coutume a perduré dans les campagnes où la branche de thym a longtemps été glissée sous l'oreiller pour assurer un sommeil reposant et empêcher les cauchemars.

On entend dire aussi qu'une infusion de thym aide à garder les idées claires et voir les efforts intellectuels facilités. Rien ne vous empêche d'essayer : diluez 1 goutte d'huile essentielle de thym à linalol dans une cuillère à café de miel, puis diluez le tout dans un verre d'eau chaude. Dégustez.

Symboles et légendes

Pour un homme, porter du thym sur soi confère force, courage et bravoure. Les femmes, elles, mettent du thym dans leurs cheveux afin de devenir irrésistibles.

Utilisé pour purifier les lieux, le thym avait pour réputation d'éloigner les sorciers, les fées, et même le diable ! On le portait aussi sur soi pour attirer l'argent ou la bonne santé.

Dans le langage des fleurs, offrir une branche de thym signifie « vous m'émouvez », ou encore « vous resterez dans mon souvenir ».

L'origine de son nom : thym vient du grec thumos qui signifie odeur
Ses autres noms : thym commun, farigoule, grand serpolet, marjolaine du Languedoc…
Ses noms latins : Thymus vulgaris CT linalol, Thymus vulgaris L. linaloliferum
Sa famille : les lamiacées (comme le basilic, la lavande, la menthe, la sauge…)
Son rendement : la distillation de 1 kg des sommités fleuries de thym à linalol donne environ 3 ml d'huile essentielle (environ 100 gouttes)
Ses principaux composés biochimiques : linalol et terpinéol 4 (jusqu'à 80 % de monoterpénols), acétate de linalyle (ester)…
Sa fragrance : incolore à jaune pâle
La couleur de sa robe : incolore à jaune ambré
Sa période de récolte : juin-juillet
Son ordre de prix : €€€

À ne pas confondre avec les thyms à géraniol, thymol, carvacrol, satuéroïde…, le serpolet

Proche par sa composition biochimique du thym à thujanol

 Ses contre-indications :
Le thym à linalol est si doux qu'il convient à tous, excepté durant les trois premiers mois de la grossesse et chez les nourrissons sans l'avis d'un spécialiste.

MES COSMÉTIQUES

*L'huile essentielle de thym régule la production de sébum, purifie et tonifie la peau. Idéale pour les peaux ternes, le teint brouillé.
Elle régénère aussi très bien la peau.*
Baume hydratant pour mains sèches et gercées
Faites fondre tout doucement au bain-marie 40 g de beurre de karité. Lorsqu'il est liquide, retirez-le du feu et ajoutez-y 5 ml d'huile végétale de germes de blé et 50 gouttes d'huile essentielle de thym à linalol. Mélangez bien, versez le tout dans un petit pot de 50 ml que vous fermerez soigneusement et mettrez au frigo durant quelques heures.

L'hydrolat de thym à linalol

L'hydrolat de thym est épatant dans les ragoûts. Utilisé comme tonique en vaporisation sur le visage, il purifie la peau et régule la sécrétion de sébum du front, du nez et du menton.

En application cutanée

**L'huile essentielle de thym à linalol est un anti-infectieux très doux, idéal pour les enfants et les personnes âgées dévitalisées. Fortifiant général, elle stimule les fonctions de défenses naturelles de l'organisme.
Très riche en linalol, une molécule très douce pour l'organisme mais redoutable pour les virus, l'huile essentielle de thym est très bien tolérée par la peau qu'elle assainit et régénère.**

Maladies infantiles

Rhinites, otites, bronchites, sinusites…, on dégaine l'huile essentielle de thym à linalol pour son efficacité sur toutes les infections virales. Et comme elle stimule le système immunitaire, elle aide l'organisme à combattre lui-même tout en lui donnant un bon coup de pouce. Entre 6 et 30 mois, préférez l'appliquer diluée dans une huile végétale sur la plante des pieds, à raison d'une goutte par pied. Au-delà de 30 mois, on dilue 3 gouttes dans une huile végétale et l'on masse le haut du dos, deux à trois fois par jour.

Convalescence

L'huile essentielle de thym à linalol est précieuse pour toute période de fatigue ou de convalescence. Ni excitante ni agressive, c'est un fortifiant général. Elle redonne de l'appétit, stimule l'envie de se remettre à ses activités.
Pour les plus petits préférez l'utiliser en massage des pieds, diluée dans une huile végétale. Pour les plus grands : 1 goutte pure plusieurs fois par jour sur l'intérieur des poignets que l'on frotte l'un contre l'autre.

Boulimie, anorexie

Ces troubles de nature psychologique ne sont jamais à prendre à la légère et doivent être pris en charge par un spécialiste. L'huile essentielle de thym à linalol peut apporter un certain soutien car elle régularise l'appétit : le relance ou l'apaise. Massez l'estomac avec 1 goutte d'huile essentielle de thym à linalol, deux à trois fois par jour.

Problèmes de peau

Sa grande richesse en linalol prédispose le thym à soulager eczéma, psoriasis, brûlures légères, acné, furoncles…
Sur des zones étendues, appliquez 3 gouttes d'huile essentielle de thym diluées dans un macérat huileux de millepertuis. S'il s'agit de boutons : appliquez une goutte pure directement dessus.

Toux coquelucheuse

En massage sur le haut du dos, diluée dans une huile végétale de calophylle, à raison de 2 gouttes d'huile essentielle pour une cuillère à café d'huile végétale ; l'huile essentielle de thym est appréciée ici pour ses vertus antispasmodiques.

DANS LA CUISINE

Le thym fait partie des plantes aromatiques que l'on sait utiliser dans la cuisine, surtout méridionale. Il vous sera alors facile de le remplacer par une goutte d'huile essentielle lorsqu'il vous manque la plante séchée. Je vous propose de goûter au mariage subtil et moins connu du thym et du chocolat.
Les truffes provençales
Chauffez 100 ml de crème fraîche liquide, ajoutez-y 200 g de chocolat noir coupé en morceaux et 50 g de beurre. Remuez jusqu'à obtenir un mélange homogène. Ajoutez 1 goutte d'huile essentielle de thym à linalol. Façonnez de petites boules et roulez-les dans du cacao, puis laissez-les durcir au réfrigérateur. À consommer avec modération et plaisir !

DANS LA MAISON

Rien de tel que diffuser du thym à linalol dans l'atmosphère pour se débarrasser de tous les miasmes qui s'y trouvent, surtout lorsqu'un membre de la famille est malade.

MON COMPAGNON À QUATRE PATTES

Si votre animal a été malade, vous l'aiderez à se remettre en mettant 2 gouttes d'huile essentielle de thym à linalol dans sa gamelle (1 goutte si c'est un tout petit animal, jusqu'à 3 gouttes s'il pèse plus de 30 kilos). Si le goût ne lui plaît pas, intégrez l'huile essentielle dans une petite boulette seulement.

Un massage pour un bébé enrhumé

Diluez 2 gouttes d'huile essentielle de thym dans une cuillère à soupe d'huile végétale de noyaux d'abricot et massez le dos de bébé, ses jambes et ses pieds pour un soin antiviral et stimulant tout en douceur.

Un bain pour enfant malade

Fortifiant général, le thym stimule le système immunitaire tout en douceur.

Mettez un peu de shampoing dans le creux de votre main et mélangez-y 3 gouttes d'huile essentielle de thym à linalol, dans une baignoire de bébé ou 5 gouttes dans une grande baignoire à partir de 2 ans, puis dispersez le mélange dans l'eau chaude, juste avant d'y faire entrer l'enfant durant une dizaine de minutes.

Surveillez bien que l'enfant n'ait pas froid.

En olfaction

Fortifiant général et immunostimulante, l'huile essentielle de thym à linalol purifie l'air et combat les infections respiratoires. Sa fragrance douce fleurant bon la Provence redonne force et courage.

Maladies infantiles

Pour assainir les lieux et stimuler les défenses naturelles des enfants, diffusez de l'huile essentielle de thym à linalol dans la pièce, à raison de cinq minutes toutes les heures. En dessous de 6 mois, évitez que le bébé ne soit dans la pièce au moment de la diffusion.

Surmenage, stress et dépression latente

Si l'odeur du thym vous plaît, cette huile essentielle apporte une certaine force tranquille. Quand le besoin se fait sentir, faites dix longues respirations, lentes, basses et profondes. Vous pouvez aussi la diffuser dans la pièce, quelques minutes toutes les heures.

La richesse de la famille des thyms démontre à quel point la combinaison des facteurs génétiques et climatiques, donne une diversité extraordinaire de thyms aux essences différentes (p. 18- 19).

En aromathérapie, on distingue le plus couramment 6 type de chémotypes. Leurs points communs à toutes : elles sont anti-infectieuses, stimulent le système immunitaire et ont une action fortifiante générale.

CE QU'EN DIT LE THÉRAPEUTE

L'effet du thym à linalol sur notre psychisme et nos émotions

Telle une main de fer dans un gant de velours, le thym à linalol donne du courage pour cheminer. Il s'appuie sur ce que les Anciens ont mis en place, sur toutes les traditions, afin de nous aider à prendre notre envol et a exister par nous-mêmes, pour nous-mêmes.

Sa devise : «La force en douceur».

Ylang-ylang

Cananga odorata totum

- *Régule les hormones féminines*
- *Apporte douceur et sérénité*
- *Régule le système cardiaque*

CE QU'EN DIT LE PRODUCTEUR

La fleur d'ylang est composée de six longs pétales pendants en lanières et dégage une odeur pénétrante, épicée rappelant les œillets, les narcisses et le jasmin. Les pétales d'abord blancs, prennent ensuite une teinte verdâtre puis virent au jaune tandis que leur base se colore en rouge. La floraison s'étale sur toute l'année mais elle est plus abondante durant la période chaude et humide.

Très fragiles, les fleurs d'ylang sont cueillies à la main au petit jour, et distillées immédiatement afin de capturer leur essence odorante.

Sa distillation est « dite fractionnée », c'est-à-dire que l'on isole les fractions volatiles successives la distillation qui peut durer jusqu'à vingt heures.

L'ylang extra supérieure, fraction la plus odorante et raffinée, est produite le premier quart d'heure, puis l'ylang extra au bout d'une heure. Ensuite viennent l'ylang I au bout de deux heures, l'ylang II entre la 3e et la 6e heure et enfin l'ylang III entre la 6e et la 12e heure.

L'ylang complète (ou totum), est le mélange de toutes ces fractions.

En aromathérapie, on utilise plus couramment l'ylang complète, la plus équilibrée et la plus respectueuse de ce que peut nous offrir la plante.

Les Anciens le savaient déjà

À Madagascar et aux Comores, l'ylang fait partie du quotidien depuis aussi longtemps que l'on s'en souvienne. Les habitants confectionnaient le *boori-boori*, pommade faite de fleurs d'ylang et de curcuma macérées dans de l'huile de coco, qu'ils utilisaient pour assouplir et adoucir la peau, soigner les cheveux et réguler les fièvres. Les Européens de l'époque victorienne en tirèrent la célèbre « huile de macassar », pour les soins capillaires.

Symboles et légendes

Le parfum suave et sensuel de ces fleurs en fait un symbole du désir.
En Indonésie, les fleurs sont répandues sur la couche des jeunes mariés afin que leurs pensées soient toutes tournées l'un vers l'autre. Aux Philippines, ces mêmes fleurs sont tressées en colliers et portées par les femmes ou disposées autour d'images saintes.
Dans le langage des fleurs, offrir des fleurs d'ylang-ylang signifie « je vous désire ardemment ».

L'origine de son nom : cananga vient du nom malais de l'arbre, ylang vient de la langue des philippines et signifie « fleur »
Ses autres noms : la fleur des fleurs, ilang ilang, arbre à parfum
Ses noms latins : cananga odorata, anona odorantissima
Sa famille : les annonacées (arbres ou lianes des zones tropicales)
Son rendement : la distillation de 1 kg des fleurs d'ylang-ylang donne environ 15 ml d'huile essentielle (environ 550 gouttes)
Ses principaux composés biochimiques : germacrène et beta-caryophyllène (jusqu'à 60% de sesquiterpènes), acétate de géranyle et benzoate de benzyle (esters), linalol (alcool)…
Sa fragrance : fleurie, exotique, envoutante, sensuelle
La couleur de sa robe : jaune pâle à jaune foncé
Sa période de récolte : de mai à juillet et de novembre à décembre
Son ordre de prix : €€

Ne pas confondre les différentes fractions de distillation, aux propriétés légèrement différentes

 Ses contre-indications :
Ne pas utiliser pendant les 3 premiers mois de la grossesse, pendant l'allaitement, et chez les enfants avant 6 ans.
A éviter en cas d'hyptotension.

L'hydrolat d'ylang-ylang

L'hydrolat d'ylang-ylang se vaporise sur le visage pour purifier et tonifier la peau, sur les cheveux pour les parfumer

MES COSMÉTIQUES

L'huile essentielle d'ylang-ylang est très appréciée en parfumerie et en cosmétologie pour son odeur fine et suave, très féminine et orientale. Intégrée dans une crème pour le visage, elle régule la sécrétion de sébum, régénère et revitalise la peau. Dans le shampoing, à raison de 15 gouttes dans la bouteille de 250 ml, elle régule, tonifie le cuir chevelu, stimule la repousse des cheveux et leur apporte brillance et vigueur.

délicatement, sur l'oreiller telle une brume aphrodisiaque, dans vos desserts ou vos cocktails pour un esprit subtil raffiné et exotique.

En application cutanée

L'huile essentielle d'ylang-ylang complet est rééquilibrante et régule le système immunitaire. Antispasmodique et anti-inflammatoire, elle agit tout autant sur la sphère physique que psychique.
Elle régénère et tonifie la peau, apaise les démangeaisons et les réactions allergiques et régule la sécrétion de sébum. Les soins cutanés à l'ylang-ylang permettent d'avoir une meilleure perception de son corps.

Troubles cardiaques

L'huile essentielle d'ylang apaise le système nerveux orthosympathique et régule le système cardio-vasculaire : en cas de palpitations, tachycardie, arythmie, hypertension artérielle…, appliquez 1 goutte d'huile essentielle d'ylang-ylang sur la nuque, 1 goutte sur le plexus et 1 goutte sur l'intérieur des poignets que vous frottez l'un contre l'autre, cinq fois par jour.

Syndrome prémenstruel et ménopause

L'ylang-ylang régule la production hormonale, son huile essentielle est donc tout indiquée pour traiter tous les symptômes liés au syndrome prémenstruel et à la ménopause. Massez ventre et bas du dos avec une cuillère à soupe d'huile végétale d'onagre et 2 gouttes d'huile essentielle d'ylang-ylang matin et soir durant les périodes troublées.

L'huile essentielle d'ylang-ylang est par ailleurs une grande accompagnatrice de la ménopause, des ennuis physiques aux syndromes dépressifs fréquents à cette période.

Accouchement

Tonique utérin, l'huile essentielle d'ylang-ylang est tout à fait indiquée pour un massage du ventre quand les contractions du jour J se déclenchent afin de les rendre efficaces. Elle aide la future maman à se détendre et apaiser ses craintes, et le futur papa à gérer son stress et lui donner la possibilité d'être actif.

Problèmes de peau

Pour les peaux trop grasses ou trop sèches, les peaux atones, les eczémas, les démangeaisons…, appliquez 1 goutte d'huile essentielle d'ylang-ylang diluée dans une cuillère à café d'huile végétale de jojoba ou de rose musquée.

Un massage sensuel à deux

Pour dénouer les tensions physiques et psychiques et laisser la place aux caresses et au plaisir des sens, prenez le temps de vous masser l'un l'autre avec un mélange de 3 gouttes d'huile essentielle d'ylang-ylang et d'huile végétale de coton, toute douce et très peu grasse.

Un bain tonique oriental

Pour un bain réparateur, tonique et sensuel, diluez 7 gouttes d'huile essentielle d'ylang-ylang dans trois cuillères à soupe de poudre de lait, puis dispersez le mélange dans l'eau chaude, juste avant d'y entrer, seul(e) ou à deux.

MES COSMÉTIQUES

Masque rééquilibrant et revitalisant pour peau terne
Mettez dans un bol 2 cuillères à soupe d'huile végétale de jojoba et 2 gouttes d'huile essentielle d'ylang-ylang. Incorporez-y de la spiruline en poudre en remuant bien jusqu'à obtenir une pâte facile à étaler. Appliquez le masque en évitant soigneusement le contour des yeux et laissez poser une vingtaine de minutes, jusqu'à ce que le masque sèche, puis rincez à l'eau tiède.

DANS LA CUISINE

L'huile essentielle d'ylang-ylang possède un goût très puissant pour donner à vos desserts un parfum étonnant. Pour de petites quantités préférez l'hydrolat, plus facile à doser.

Soupe à l'ylang et au lait de coco pour un dessert en amoureux
Portez à ébullition 400 ml de lait de coco avec une pincée de sel. Hors du feu ajoutez deux cuillères à soupe de sirop d'agave, ou de sève de kitul, et une goutte d'huile essentielle d'ylang-ylang. Mélangez bien. Ajoutez deux bananes coupées en rondelles et couvrez pour que les bananes se réchauffent. Dégustez tiède.

En olfaction

L'huile essentielle d'ylang-ylang tranquillise, défait les spasmes et peut être tout aussi tonique et stimulante qu'apaisante et sédative, suivant la dose et les besoins.

Sensualité

Souvent vanté comme aphrodisiaque, l'ylang-ylang doit sa réputation à ses fragrances qui dénouent les tensions physiques et psychiques, laissant place à un état d'esprit propice à l'harmonie et aux plaisirs des sens. Le mieux étant l'ennemi du bien, en abuser vous endormira. Profitez de toute sa subtilité en vaporisant votre oreiller d'un nuage d'hydrolat d'ylang ou diffusez de l'huile essentielle quelques minutes dans la pièce.

Surmenage, stress et dépression latente

En diffusion, l'huile essentielle d'ylang-ylang aide à décompresser en fin de journée. Elle dénoue les tensions physiques et psychiques et soulage les effets pénibles du stress et de la crispation mentale. Tonique et stimulante intellectuelle à faible dose, elle devient sédative à dose plus élevée. Elle aide à retrouver optimisme, tolérance, harmonie, sérénité… et stimule intuition et créativité.

Ambiance orientale

En diffusion, en synergie avec d'autres huiles essentielles, l'ylang-ylang apporte une note chaude et orientale, propice à la détente et pour accompagner la lecture d'un bon livre ou l'écoute de sa musique préférée.

CE QU'EN DIT LE THÉRAPEUTE

L'effet du ylang-ylang sur notre psychisme et nos émotions

Fidèle à sa devise, «la caresse éternelle», la fleur des fleurs nous donne le moyen de nous pardonner à nous-mêmes nos propres erreurs afin de retrouver en nous la capacité à séduire : «je suis aimable, j'ai de la valeur». Cette belle huile exotique réveille les passions et l'envie de jouir de tout ce que la vie sait nous apporter.

On appelle parfois son huile essentielle le « jasmin du pauvre », car plus facile à obtenir, elle est aussi d'un prix plus abordable. Sa culture a été développée par les planteurs pour les parfumeurs français, d'où le nom d'îles aux parfums que l'on attribue aux Comores.

4
Index et formules

Index des affections

Les conseils donnés ici ne dispensent pas du recours médical ou paramédical.

Si vous êtes déjà sous suivi médical, prévenez impérativement votre thérapeute que vous désirez adjoindre les huiles essentielles à votre traitement en cours.

Votre problème est spécifique et unique, il peut être judicieux de prendre l'avis d'un aromathérapeute ou un aromatologue qualifiés, avis qui devient indispensable en cas d'utilisation prolongée.

Il n'est ici évidemment pas question de donner la solution miracle à tous les maux. L'aromathérapie agit en complémentarité avec la mise en place d'une hygiène de vie. Les huiles essentielles agissent à la fois d'une manière directe grâce à leurs propriétés anti-infectieuses, relaxantes, antispasmodiques…, et d'une manière indirecte en stimulant l'organisme et lui donnant les moyens de retrouver son équilibre en soutenant ses processus naturels de revitalisation.

Pour chaque problème, je vous propose les huiles essentielles les plus adaptées à la situation parmi les douze décrites dans ce livre.

L'huile essentielle indiquée en gras est celle que j'ai choisie s'il vous fallait n'en avoir qu'une. N'hésitez pas à retourner aux pages où l'huile essentielle est décrite avec plus de précisions.

Rappel : **une trace**, c'est la quantité d'huile essentielle que l'on ramène avec le doigt que l'on a passé à l'intérieur du bouchon.

- utiliser une seule huile
- utiliser un diffuseur
- utiliser plusieurs huiles en synergie

A

Acné *(voir p. 93, 136)*   *thym, niaouli, citron, lavande…*

- Mettre une trace de thym, ou de niaouli, ou de citron, ou de lavande, pure sur les boutons matin et soir
- Préparations
- Pour les filles : mettre 30 gouttes de thym et 20 gouttes de lavande dans un flacon de 10 ml et compléter avec une huile végétale de jojoba.
- Pour les garçons : placer 30 gouttes de niaouli et 20 gouttes de citron dans un flacon de 10 ml et compléter avec une huile végétale de jojoba.
  Mettre une trace sur chaque bouton

Aérophagie *(voir p. 84)*   *menthe, basilic, citron…*

- Mettre une trace de menthe sur le palais.
- Masser l'estomac après le repas avec 1 goutte de basilic, 1 goutte de citron et une cuillère à café d'huile végétale de noyaux d'abricot.

Agitation *(voir p. 144)*   enfant : *petit grain, lavande…*

- Mettre 3 gouttes de petit grain dans un gel neutre, et l'intégrer dans le bain du soir, avant d'y faire entrer l'enfant.
- Et/ou masser les pieds de l'enfant avec un mélange d'1 goutte de lavande et d'une cuillère à café d'huile végétale de noyaux d'abricot.

     adulte : *ylang-ylang, basilic…*

- Déposer une goutte d'ylang-ylang sur l'intérieur des poignets et les frotter l'un contre l'autre.
- Déposer une trace de basilic sur le plexus.

Allergie respiratoire   *basilic, lavande, petit grain…*

- Mettre une trace de basilic sur le palais.
- Préparer un flacon de 5 ml avec 40 gouttes de petit grain bigarade, 30 gouttes de lavande, 20 gouttes de basilic et le reste en huile végétale de noyaux d'abricot. Bien remuer et respirer pendant les crises avec une respiration basse, lente et profonde.

Angoisses, anxiété *(voir p. 88, 142, 144, 145)*   *basilic, épinette, lavande, petit grain, ylang*

- Respirer du basilic.
- Pour se dynamiser et se surpasser : 2 gouttes d'épinette et 1 goutte d'ylang en massage sur le plexus et l'intérieur des poignets.
- Pour s'apaiser et calmer ses angoisses : 2 gouttes de petit grain et 1 goutte de lavande en massage sur le plexus et l'intérieur des poignets.

Aphtes *(voir p. 112)*   *citron…*

- Une trace de citron directement sur l'aphte.

Arthrose *(voir p. 94, 107, 112)*   *gaulthérie, cyprès...*

- Mettre 50 gouttes de cyprès et 30 gouttes de gaulthérie dans 50 ml de macérat huileux de millepertuis. Masser les zones atteintes tous les jours avec quelques gouttes du mélange.

Asthénie *(voir p. 94, 107, 112)*   *épinette, citron...*

- Frictionner les surrénales (qui se trouvent au milieu du dos, de part et d'autre de la colonne vertébrale) avec 3 gouttes d'épinette pure.
- Diffuser du citron.

Asthme allergique et nerveux *(voir p. 87, 109, 121, 145)*   *basilic, épinette, petit grain...*

- Respirer du basilic pendant la crise.
- Masser l'estomac et le haut du dos avec 4 gouttes de petit grain et 2 gouttes d'épinette diluées dans une cuillère à soupe d'huile végétale de noyaux d'abricot, dès le début d'une crise.

B

Ballonnements *(voir p. 84)*   *basilic, menthe, citron...*

- Mettre une trace de basilic sur le palais.
- Masser le ventre avec 2 gouttes de citron, 1 goutte de menthe et une cuillère à café d'huile végétale de jojoba.

Bouffées de chaleur *(voir p. 101, 149)*   *menthe, sauge, ylang-ylang...*

- Appliquer une trace de menthe sur la nuque.
- Masser le bas-ventre matin, midi et soir avec 3 gouttes d'ylang, 2 gouttes de sauge et une cuillère à soupe d'huile végétale d'onagre.

Bronchite de l'adulte *(voir p. 107, 121, 138)*   *cyprès, niaouli...*

- Incorporer 1 goutte de cyprès dans une cuillère à soupe de miel, puis incorporer le miel aromatisé dans une tasse d'eau chaude à boire trois à quatre fois par jour.
- Masser l'intérieur des bras avec 2 gouttes de cyprès et 2 gouttes de niaouli toutes les heures, puis espacer avec l'amélioration.

Bronchite de l'enfant *(voir p. 154)*   *thym à linalol, niaouli...*

- Avant 3 ans : 2 gouttes de thym diluées dans une cuillère à café d'huile végétale de noyaux d'abricot en massage dans le haut du dos toutes les heures.
- Après 3 ans : 1 goutte de thym et 1 goutte de niaouli diluées dans une cuillère à café d'huile végétale de noyaux d'abricot en massage dans le haut du dos toutes les heures.
- Incorporer 1 goutte de thym à linalol dans une cuillère à soupe de miel, puis incorporer le miel aromatisé dans une tasse d'eau chaude à boire trois à quatre fois par jour

Brûlure *(voir p. 37, 117)* *lavande, niaouli, thym...*

- Déposer délicatement de la lavande pure sur la zone brûlée le plus rapidement possible après l'incident.
- Puis réaliser un mélange de 30 gouttes de thym, 20 gouttes de lavande et 10 gouttes de niaouli dans un flacon de 5 ml à compléter avec de l'huile végétale de calophylle inophylle, et appliquer régulièrement 3 gouttes du mélange sur la zone brûlée jusqu'à disparition des traces.

C

Cellulite *(voir p. 92, 100)* *cyprès, citron, épinette...*

- Frictionner les zones capitonnées avec 3 gouttes d'épinette, matin et soir.
- Un mélange anti-capitons : dans 50 ml d'huile végétale de coton, ajouter 40 gouttes de citron, 30 gouttes d'épinette et 25 gouttes de cyprès. Massez longuement, matin et soir, les zones atteintes avec 5 gouttes du mélange.

Céphalées *(voir p. 112)* *menthe, lavande, gaulthérie...*

- Mettre une trace de menthe sur les tempes (loin des yeux), et sur la nuque, à la base du crâne.
- Céphalées récurrentes : dans un flacon de 10 ml mettre 30 gouttes de menthe, 20 gouttes de lavande, 10 gouttes de gaulthérie, et compléter avec une huile végétale de jojoba. À utiliser en massage de la nuque, des tempes et du front.

Cheveux *(voir p. 90, 93, 149)* *sauge, cyprès, citron, thym...*

Perte de cheveux
Mettre 7 gouttes de cyprès et 5 gouttes de sauge dans la bouteille de 250 ml de shampoing. Bien agiter avant utilisation.

Pellicules
Mettre 7 gouttes de thym et 5 gouttes de citron dans la bouteille de 250 ml de shampoing. Bien agiter avant utilisation.

Cheveux gras
Mettre 7 gouttes de citron et 5 gouttes de sauge dans la bouteille de 250 ml de shampoing. Bien agiter avant utilisation.

Chocs physiques *(voir p. 112, 124)* *menthe, cyprès...*

- Appliquer 1 goutte de menthe poivrée sur la zone douloureuse, le plus rapidement possible après le choc (sauf si le choc a occasionné une plaie ouverte). Une trace seulement chez les enfants, au-dessus de 3 ans.
- Ensuite, masser la zone du choc plusieurs fois par jour avec 3 gouttes de cyprès et 3 gouttes d'huile végétale de calophylle, jusqu'à disparition de l'hématome.

Chocs émotionnels *(voir p. 124)*   *menthe, petit grain, ylang...*

- Respirer la menthe poivrée au flacon.
- Masser le plexus avec 2 gouttes de petit grain et 1 goutte d'ylang diluées avec une cuillère à café d'huile végétale de jojoba.

Cicatrices *(voir p. 93)*   *lavande, ylang, thym...*

- Dans un flacon de 10 ml, mettre 30 gouttes de lavande, 30 gouttes d'ylang et 25 gouttes de thym, et compléter avec une huile végétale de calophylle inophylle. Masser la cicatrice tous les jours jusqu'à complète absorption.

Cigarette (arrêt) *(voir p. 89)*   *basilic...*

- Aspirer, le flacon ouvert de basilic, profondément et soudainement par la bouche à chaque fois que le besoin de fumer se fait ressentir. À faire sept à dix fois.

Circulation (troubles) *(voir p. 100, 102)*   *cyprès, citron, menthe...*

- Frictionner les jambes avec 3 gouttes de cyprès, matin et soir.
- Mettre 30 gouttes de citron, 20 gouttes de cyprès et 10 gouttes de menthe dans 50 ml de gel d'aloe vera ou d'huile végétale de calophylle inophylle. Masser les jambes de bas en haut, matin et soir, avec quelques gouttes du mélange.

Colère *(voir p. 86, 89, 115)*   *basilic, sauge...*

- Respirer du basilic avec une respiration basse, lente et profonde.
- Masser le ventre avec 2 gouttes de sauge et 2 gouttes d'huile végétale.

Concentration *(voir p. 87, 89, 103, 128, 139)*   *épinette, citron, menthe, thym...*

- Respirer de la menthe ou en déposer une trace au milieu du front.
- Diffuser quelques minutes toutes les heures un mélange de 6 gouttes d'épinette, 3 gouttes de citron et 3 gouttes de thym.

Confiance (manque de) *(voir p. 96, 109, 115)*   *petit grain, ylang, gaulthérie...*

- Préparer un mélange à glisser dans le sac pour le respirer à chaque fois que le besoin se fait sentir : mettre dans un flacon de 5 ml 15 gouttes de petit grain, 7 gouttes d'ylang et 3 gouttes de gaulthérie, et compléter avec une huile végétale de jojoba.

Constipation *(voir p. 94)*   *basilic, menthe, citron...*

- Boire régulièrement tout au long de la journée 1,5 litre d'eau additionnée de 5 gouttes d'essence de citron (bien secouer avant de boire).
- Masser le ventre avec 3 gouttes de basilic, 1 goutte de menthe et 5 gouttes d'huile végétale.

Contracture musculaire *(voir p. 85, 119)*   *gaulthérie, cyprès...*

- Masser la zone douloureuse avec 3 gouttes de cyprès, 1 goutte de gaulthérie et une cuillère à soupe de macérat huileux de millepertuis.

Contusion *(voir p. 126)*   *cyprès, menthe...*

Masser délicatement la zone contusionnée avec 2 gouttes de cyprès, 1 goutte de menthe et une cuillère à café d'huile végétale de calophylle.

Couperose *(voir p. 100, 101)*   *cyprès, sauge...*

Préparer un mélange de 15 gouttes de cyprès et 10 gouttes de sauge dans un flacon de 5 ml, à compléter avec de l'huile végétale de rose musquée. Masser les zones couperosées avec 1 goutte du mélange, matin et soir.

Coups de soleil *(voir p. 116)*   *lavande, thym...*

Appliquer légèrement 4 gouttes de lavande et 2 gouttes de thym diluées dans une cuillère à café de germes de blé.

Courbatures *(voir p. 112)*   *cyprès, gaulthérie...*

Masser les membres courbaturés avec 2 gouttes de cyprès et 1 goutte de gaulthérie diluées dans une cuillère à soupe de macérat huileux de millepertuis.

D

Démangeaisons *(voir p. 134, 137, 160, 161)*   *niaouli, ylang...*

Appliquer sur la zone prurigineuse 2 gouttes de niaouli et 2 gouttes d'ylang diluées dans une cuillère à café d'huile végétale de calophylle.

Dépression latente *(voir p. 157, 162)*   *citron, ylang, épinette, petit grain, cyprès, thym...*

Par manque de soleil (dépression saisonnière)
Diffuser un mélange de 6 gouttes de citron et 6 gouttes de petit grain, cinq minutes toutes les heures.

Par cause du surmenage
- Frictionner les surrénales avec 3 gouttes d'épinette le matin et en début d'après-midi.

À cause d'une séparation
- Appliquer une trace de petit grain sur l'intérieur des poignets et masser la plante des pieds avec 2 gouttes de cyprès, tous les matins.
- Pour le jeune enfant : 1 goutte de petit grain sur son doudou.

Par manque d'objectifs
Diffuser un mélange de 8 gouttes de thym et 4 gouttes d'ylang, cinq minutes toutes les heures.

Digestion difficile *(voir p. 84, 92)*   *basilic, menthe, citron...*

- Mettre une trace de menthe sur le palais.

- Masser le ventre avec 2 gouttes de basilic et 1 goutte de menthe diluées dans une cuillère à café d'huile végétale de jojoba.
- Boire un verre d'eau tiède avec 1 goutte d'essence de citron plusieurs fois par jour.

Douleurs articulaires et musculaires (voir p. 94, 107, 112)   *gaulthérie, épinette, petit grain, lavande…*

- Masser les zones douloureuses avec 2 gouttes de lavande et 1 goutte de gaulthérie diluées dans une cuillère à soupe de macérat huileux de millepertuis.
- Une autre formule : 2 gouttes d'épinette et 1 goutte de petit grain diluées dans une cuillère à soupe de macérat huileux de millepertuis.

E

Eczéma sec (voir p. 113, 135, 137, 155)   *ylang, thym, gaulthérie…*

- Faire pénétrer 1 goutte d'ylang et 1 goutte d'huile végétale de calophylle sur la zone eczémateuse.
- Dans un flacon de 10 ml, mettre 50 gouttes d'ylang et 30 gouttes de thym, et compléter avec de l'huile végétale de calophylle inophylle. Masser les zones atteintes avec quelques gouttes du mélange jusqu'à absorption complète, plusieurs fois par jour.
- Pour un eczéma inflammatoire : 2 gouttes de gaulthérie diluées dans une cuillère à café de macérat huileux de millepertuis.

Entorse (voir p. 107)   *menthe, épinette*

- Au moment du choc, appliquer 1 à 2 gouttes de menthe poivrée.
- Puis masser la zone douloureuse avec 2 gouttes d'épinette et une cuillère à café de macérat huileux de millepertuis, plusieurs fois par jour.

Épuisement (voir p. 87)   *épinette, citron*

- Frictionner les surrénales avec 3 gouttes d'épinette le matin et en début d'après-midi.
- Diffuser du citron.

Estomac noué (voir p. 84, 94)   *basilic, ylang*

- Masser le plexus avec une trace de basilic.
- Déposer une goutte d'ylang sur l'intérieur des poignets et les frotter l'un contre l'autre.

Examens (voir p. 89, 109, 139)   *épinette, niaouli, basilic, menthe…*

- Pour combattre la nervosité : respirer du cyprès.
- Pour favoriser la concentration et stimuler le système nerveux : respirer du basilic ou en mettre une trace sur la langue.
- Pour préparer l'examen et favoriser la concentration : diffuser du niaouli.
- Pour faciliter la compréhension et rester au top le jour J : déposer une goutte d'épinette ou de niaouli sur l'intérieur des poignets et les frotter l'un contre l'autre. À faire à chaque fois que le besoin se fait sentir.

- Pour stopper un élan de panique et ordonner ses idées : une trace de menthe au milieu du front.

F

Fatigue mentale *(voir p. 97, 103, 129, 150)* — *épinette, citron, sauge, cyprès, menthe…*

- Respirer et diffuser de l'épinette.
- Masser le ventre avec 2 gouttes de sauge et 1 goutte de citron, diluées dans une cuillère à café de macérat huileux de millepertuis.
- Déposer une trace de menthe sur le front, entre les deux yeux (sur la zone que l'on appelle le « troisième œil »).

Fatigue physique *(voir p. 106, 129)* — *épinette, citron, menthe, thym…*

- Frictionner les surrénales avec 3 gouttes d'épinette une à trois fois par jour.
- Diffuser 12 gouttes de citron et 3 gouttes de menthe, cinq minutes toutes les heures.
- Frictionner la plante des pieds avec 3 gouttes de thym tous les matins.

Foie saturé *(voir p. 90)* — *menthe, citron, gaulthérie…*

- Mettre une trace de menthe dans la bouche trois fois par jour.
- Masser la zone du foie (à gauche, sous les dernières côtes) avec un mélange d'1 goutte de citron, 1 goutte de gaulthérie et 3 gouttes d'huile végétale de jojoba, trois fois par jour.

Fièvre *(voir p. 113)* — *niaouli, sauge, gaulthérie…*

- Déposer 2 gouttes de niaouli sur l'intérieur des poignets que l'on frotte l'un contre l'autre, toutes les heures.
- Mettre 4 gouttes de sauge et 3 gouttes de gaulthérie dans un gel neutre, et l'intégrer dans un bain à 37°, avant d'y entrer pendant une dizaine de minutes.

Frigidité — *ylang, épinette…*

- Mettre 3 gouttes d'ylang dans un gel neutre, et l'intégrer dans un bain à 37°, avant d'y entrer. À faire le soir, juste avant d'aller se coucher.
- Masser le bas du dos et la plante des pieds avec 2 gouttes d'ylang et 2 gouttes d'épinette diluées dans une cuillère à café de jojoba.

Fringales (stopper les) *(voir p. 114)* — *gaulthérie, basilic…*

- Respirer de la gaulthérie à chaque fois qu'une envie de sucre se fait sentir.
- Mettre une trace de basilic dans la bouche.

Furoncle *(voir p. 93, 155)* — *citron, niaouli, thym, lavande…*

- Mettre une trace pure de citron (ou niaouli ou thym) sur chaque bouton.

- Dans un flacon de 10 ml mettre 20 gouttes de citron, 20 gouttes de lavande et 20 gouttes de thym et compléter avec de l'huile végétale de jojoba.
- Mettre une trace sur chaque bouton, matin et soir.

G

Gencives enflammées *(voir p. 93)* — *citron...*
- Mettre une trace de citron sur les gencives plusieurs fois par jour.

Gorge (mal de) *(voir p. 93, 142)* — *citron, thym à linalol...*
- Incorporer 2 gouttes de citron dans une cuillère à soupe de miel, trois fois par jour. Garder le miel aromatique en bouche une minute avant d'avaler.
- Mettre 1 goutte de citron et 1 goutte de thym dans un demi-verre d'eau tiède et se gargariser.

Grippe adulte *(voir p. 134, 138)* — *cyprès, niaouli, épinette...*
- Mettre 3 gouttes de niaouli sur l'intérieur des poignets toutes les heures puis espacer en fonction de l'amélioration.
- Préparer un mélange de 100 gouttes de cyprès, 100 gouttes de niaouli et 30 gouttes d'épinette : appliquer 15 gouttes du mélange entre les omoplates toutes les heures ou, si l'on est seul, sur le thorax et le long de l'intérieur des bras.

Grippe enfant *(voir p. 134)* — *thym, niaouli, citron...*
- Incorporer 1 goutte de citron dans une cuillère à café de miel puis diluer le miel dans un verre d'eau chaude. À boire trois fois par jour.
- Masser le dos de l'enfant toutes les heures avec 3 gouttes de niaouli et 2 gouttes de thym.

H

Hématome *(voir p. 126)* — *cyprès, menthe...*
- Appliquer une trace de menthe le plus rapidement possible après le choc.
- Ensuite masser doucement l'hématome avec 1 goutte de cyprès et 1 goutte d'huile végétale de calophylle, deux fois par jour.

Herpès labial *(voir p. 136)* — *niaouli...*
- Mettre une trace de niaouli directement sur le bouton, plusieurs fois par jour.

Hoquet *(voir p. 85, 143)* — *basilic, petit grain...*
- Bébé : appliquer 1 goutte de petit grain bigarade entre les omoplates.
- Adulte : appliquer 1 goutte de basilic entre les omoplates.

Hypertension *(voir p. 53, 110)*   *lavande, ylang, petit grain...*

- Déposer 1 goutte sur l'intérieur des poignets plusieurs fois dans la journée.
- Massez régulièrement le plexus solaire et le ventre avec un mélange d'1 goutte de petit grain bigarade, 1 goutte d'ylang et 3 gouttes d'huile végétale de noyaux d'abricot.

I

Infections virales *(voir p. 98, 154)*   **enfants :** *thym...*

- Frictionner la plante des pieds avec 3 gouttes de thym plusieurs fois par jour.

                              Adultes : *niaouli, épinette, cyprès...*

- Frotter les poignets l'un contre l'autre toutes les heures avec 1 goutte de niaouli.
- Ou préparer un mélange de 100 gouttes de niaouli, 50 gouttes de cyprès, et 50 gouttes d'épinette : appliquer 5 gouttes du mélange sur les avant-bras toutes les heures.

Inappétence *(voir p. 95)*   *thym, citron...*

- Respirer régulièrement du thym.
- Mettre 1 goutte de citron dans un demi-verre d'eau et se gargariser.

Indécision   *épinette, citron...*

- Respirer 2 gouttes d'épinette déposées sur un mouchoir ou sur la manche.
- Diffuser du citron.

Indigestion *(voir p. 84, 126)*   *menthe, basilic...*

- Mettre une trace de menthe ou de basilic sur le plexus et sur la langue.

Insomnies *(voir p. 121, 144)*   *lavande, petit grain...*

- Faire douze longues respirations, basses, longues et profondes avec la lavande ou le petit grain en fonction de votre envie.

Irritabilité *(voir p. 122, 151)*   *sauge, petit grain, lavande...*

- Masser le ventre et le bas du dos avec 3 gouttes de sauge et 3 gouttes d'huile végétale de jojoba.
- Diffuser un mélange de 12 gouttes de lavande et 7 gouttes de petit grain.

J

Jambes lourdes *(voir p. 92, 100, 102, 128)*   *cyprès, menthe, citron...*

- Frictionner les jambes matin et soir avec 3 gouttes de cyprès.

🍶 Incorporer dans 50 ml de gel d'aloe vera, 50 gouttes de citron et 10 gouttes de menthe. Masser les jambes tous les matins après la douche, sur une peau encore humide.

L

Lombalgies, lumbago *(voir p. 94, 107, 112)* *gaulthérie, épinette...*

● Masser les zones douloureuses avec 2 gouttes de gaulthérie ou d'épinette noire, et une cuillère à café de macérat huileux de millepertuis.

M

Mal des transports *(voir p. 84, 129)* *menthe, thym...*

● Mettre une trace de menthe dans la bouche.
🍶 Masser le ventre avec 2 gouttes de thym et 3 gouttes d'huile végétale de noyaux d'abricot.

Manque de désir *(voir p. 97, 159)* *ylang, épinette...*

● Déposer une goutte d'ylang sur l'oreiller.
🍶 Masser le bas du dos et la plante des pieds avec un mélange de 2 gouttes d'ylang, 2 gouttes d'épinette et une cuillère à café d'huile végétale de jojoba.

Maux de tête *(voir p. 112, 117, 127)* *menthe, lavande, gaulthérie...*

● Mettre une trace de menthe sur les tempes (loin des yeux), et sur la nuque.
🍶 Pour les céphalées récurrentes, préparer un mélange de 50 ml d'huile végétale de jojoba, 30 gouttes de menthe, 20 gouttes de lavande et 10 gouttes de gaulthérie. Masser la nuque, les tempes et le front avec quelques gouttes, toutes les heures en période de crise.

Ménopause *(voir p. 101, 149, 151, 160)* *sauge, cyprès, ylang...*

● Adopter l'ylang comme parfum : une trace derrière les oreilles et sur les poignets tous les matins.
🍶 Masser le ventre et le bas du dos avec 3 gouttes de cyprès et 2 gouttes de sauge.

Moral en berne *(voir p. 94, 143)* *citron, petit grain, épinette...*

🕯️ Diffuser du citron.
● Appliquer 1 goutte de petit grain bigarade en onction au niveau du cœur.
● Frictionner les surrénales (au milieu du dos, sous les dernières côtes) avec 3 gouttes d'épinette tous les matins.

Mycoses cutanées *(voir p. 107)*   *thym, niaouli, épinette...*

🩸 Dans un flacon de 30 ml, mettre 15 gouttes de thym, 10 gouttes de niaouli, 10 gouttes de thym, et compléter avec de l'huile végétale de calophylle. Appliquer 2 gouttes du mélange matin et soir.

N

Nausées *(voir p. 84, 95, 129)*   *menthe, thym, citron...*

- Mettre une trace de menthe dans la bouche.
- Boire un demi-verre d'eau additionné d'une goutte de citron.
- Masser le ventre avec 3 gouttes de thym.

Nervosité *(voir p. 85, 103, 140, 142, 144)*   **Enfant :** *petit grain, lavande...*

- Mettre 3 gouttes de petit grain dans un gel neutre, inséré dans le bain du soir avant que l'enfant n'y entre.
- Et/ou lui faire un massage des pieds avec 1 goutte de lavande dans une cuillère à café d'huile végétale de noyaux d'abricot.

Adulte : *lavande, ylang, basilic...*

- Diffuser de la lavande.
- Déposer 1 goutte d'ylang-ylang sur l'intérieur des poignets et les frotter l'un contre l'autre.
- Mettre une trace de basilic sur le plexus.

Négativité   *épinette, thym...*

- Diffuser de l'épinette.
- Masser la plante des pieds avec 3 gouttes de thym.

Névralgies *(voir p. 108)*   *épinette, gaulthérie, menthe...*

- Incorporer 10 gouttes d'épinette noire dans un gel neutre, inséré dans un bain chaud avant d'y entrer.
- Masser les zones douloureuses avec 5 gouttes de gaulthérie et 2 gouttes de menthe diluées dans une cuillère à soupe de macérat huileux de millepertuis.

Nez bouché *(voir p. 127, 138)*   *menthe, niaouli...*

- Mettre une trace de menthe au niveau de la moustache ou 1 goutte sur un mouchoir.
- Déposer 2 gouttes de niaouli sur l'intérieur des poignets plusieurs fois par jour.

O

Œdème *(voir p. 102)*   *cyprès, sauge, menthe...*

Mettre 30 gouttes de cyprès, 20 gouttes de sauge et 10 gouttes de menthe dans 10 ml d'huile végétale de jojoba. Bien mélanger et masser la zone œdémateuse avec 5 gouttes du mélange, deux fois par jour.

ORL (troubles) *(voir p. 134)*   *enfant : thym...*

- Avant 3 ans : 1 goutte de thym avec 1 goutte d'huile végétale en massage sous la plante des pieds, trois fois par jour.
- Après 3 ans : 2 gouttes de thym avec 2 gouttes d'huile végétale en massage dans le haut du dos, cinq fois par jour.

Adulte : niaouli, cyprès, thym...

5 gouttes de niaouli et 5 gouttes de cyprès en massage dans le haut du dos plusieurs fois par jour.

Otite *(voir p. 135, 154)*   *niaouli, lavande, thym...*

- 1 goutte de niaouli ou de lavande en massage derrière l'oreille (pas dedans !).
- Masser le ventre avec 3 gouttes de thym et 3 gouttes d'huile végétale.

P

Peau grasse (visage) *(voir p. 69, 100, 148)*   *cyprès, sauge, ylang...*

Incorporer 1 goutte au choix de cyprès, de sauge ou d'ylang dans la crème de jour ou dans 3 gouttes d'huile végétale de rose musquée.

Peau (beauté de la) *(voir p. 84, 92, 100, 148, 154)*   *thym, lavande, ylang...*

Dans 5 ml d'huile végétale de rose musquée, incorporer 12 gouttes de lavande, 7 gouttes de thym et 7 gouttes d'ylang. Bien mélanger et appliquer 1 goutte du mélange sur une peau nettoyée.

Peau tachée et mature *(voir p. 37, 93, 143)*   *petit grain, sauge, ylang...*

Dans 5 ml d'huile végétale de rose musquée, incorporer 12 gouttes d'ylang, 7 gouttes de petit grain et 5 gouttes de sauge. Bien mélanger et appliquer 1 goutte du mélange une fois par jour sur une peau nettoyée.

Peurs *(voir p. 88)*   *basilic, épinette...*

- Frictionner les surrénales (au milieu du dos, de part et d'autre de la colonne vertébrale) avec 3 gouttes d'épinette quand le besoin se fait sentir.
- Masser le plexus avec une trace de basilic (de petit grain bigarade pour un enfant).

Pieds froids *(voir p. 102)*   *cyprès...*

- Masser les pieds avec 2 gouttes de cyprès et 2 gouttes d'huile végétale de jojoba.

Piqûres d'insectes *(voir p. 119, 129)*   *menthe...*

- Mettre une trace de menthe pure sur la piqûre le plus rapidement possible.

Poux *(voir p. 120)*   *lavande...*

- En prévention : 15 gouttes de lavande dans la bouteille de shampoing.
- Pour un masque anti-poux : frictionner les cheveux avec 5 gouttes de lavande mélangées avec 20 gouttes d'huile végétale de coco légèrement chauffée pour la rendre liquide, puis laisser poser sous une serviette toute la nuit. Laver les cheveux le lendemain matin et passer le peigne à poux tous les jours.

Psoriasis *(voir p. 62, 135)*   *ylang, petit grain, lavande...*

- Dans un flacon de 30 ml mettre 50 gouttes de lavande, 25 gouttes de petit grain et 25 gouttes d'ylang, et compléter avec de l'huile végétale de calophylle. Masser doucement les zones atteintes jusqu'à pénétration.

R

Règles douloureuses *(voir p. 85, 101)*   *basilic, cyprès, sauge...*

- Masser le ventre avec 3 gouttes de basilic, 2 gouttes de cyprès et 1 goutte de sauge diluées dans une cuillère à soupe d'huile végétale d'onagre.

Règles absentes *(voir p. 148)*   *sauge, cyprès, basilic, ylang...*

- Dix jours à partir de la date présumée des règles, masser le ventre matin et soir avec 2 gouttes de sauge et une cuillère à café d'huile végétale d'onagre.
- Dans 10 ml d'huile végétale d'onagre, incorporer 30 gouttes de sauge, 20 gouttes d'ylang, 7 gouttes de cyprès et 7 gouttes de basilic. Masser le ventre matin et soir avec 5 gouttes du mélange.

Rhume *(voir p. 48, 121, 134, 138, 156)*   **Enfant :** *thym, lavande, citron...*

- Avant 3 ans : frictionner la plante des pieds avec 3 gouttes de thym plusieurs fois par jour.
- Après 3 ans : faire pénétrer 3 gouttes de thym sur le haut du dos toutes les heures, diffuser de la lavande 5 minutes toutes les heures et incorporer 1 goutte de citron dans une cuillère à café de miel à laisser fondre dans une tasse d'eau pas trop chaude trois fois par jour.

         Adulte : *niaouli, cyprès, thym...*

- Frotter les poignets l'un contre l'autre toutes les heures avec 1 goutte de niaouli.
- Incorporer 1 goutte de citron et 1 goutte de cyprès dans une cuillère à soupe de miel à laisser fondre dans une tasse d'eau chaude mais pas bouillante. Boire une tasse trois fois par jour.
- Masser le ventre avec 2 gouttes de thym matin et soir.

Rhumatismes *(voir p. 94, 104, 114)*   *gaulthérie, épinette, citron...*

Dans 10 ml de macérat huileux de millepertuis, incorporer 50 gouttes de citron, 45 gouttes d'épinette et 30 gouttes de gaulthérie. Mélanger bien et masser les membres douloureux tous les jours.

Rides   *thym, ylang, lavande...*

Dans 5 ml d'huile végétale de rose musquée, incorporer 15 gouttes de thym à linalol, 10 gouttes d'ylang et 10 gouttes de lavande. Masser délicatement le visage tous les matins avec 1 goutte du mélange.

S

Séparation difficile *(voir p. 102, 142)*   *petit grain, cyprès, épinette...*

- Pour un enfant : mettre 1 goutte de petit grain sur le doudou ou un foulard de maman.
- Pour tous : diffuser dans la pièce quelques minutes quand le besoin se fait sentir un mélange de 10 gouttes de cyprès, 7 gouttes de petit grain et 7 gouttes d'épinette.

Sciatique *(voir p. 107)*   *gaulthérie, épinette...*

Masser toute la zone douloureuse avec 3 gouttes d'épinette, 2 gouttes de gaulthérie et une cuillère à café de macérat huileux de millepertuis.

Sinusite *(voir p. 48, 154)*   *niaouli, thym...*

- Faire pénétrer 10 gouttes de niaouli au-dessus de la tête, un peu en arrière de la racine des cheveux, trois fois par jour (3 gouttes de thym pour les enfants entre 3 et 36 mois).
- Diffuser un mélange de 10 gouttes de niaouli et 5 gouttes de thym en se mettant juste à côté du diffuseur : quelques minutes plusieurs fois dans la journée.

Sommeil (difficultés) *(voir p. 87, 121, 140)*   *menthe, petit grain, ylang...*

- Mettre une trace de menthe sur le « troisième œil » (au milieu du front entre les yeux), au moment du coucher.
- Masser le ventre avec 3 gouttes de petit grain et 2 gouttes d'ylang diluées dans une cuillère à café d'huile végétale de coton.

Soutien immunitaire *(voir p. 81, 109, 134, 138, 156, 160)*   *niaouli, thym, épinette, citron...*

- Pour les enfants : 2 gouttes de thym sous la plante des pieds matin et soir.
- À partir de 6 ans : 2 gouttes de niaouli sur l'intérieur des poignets à frotter l'un contre l'autre matin et soir.
- Pour toute la famille : diffuser un mélange de 12 gouttes de citron et 7 gouttes d'épinette.

Spasmes *(voir p. 82, 119, 162)* *basilic, ylang, lavande...*
- Masser les zones contractées et douloureuses avec 2 gouttes de basilic (ou ylang ou lavande, à votre goût) et 5 gouttes d'huile végétale de coton.

Spasmophilie *(voir p. 87, 121)* *basilic, ylang...*
- Mettre 2 gouttes de basilic sur un mouchoir et le respirer en allongeant l'expiration jusqu'à ce que la crise soir passée.
- Masser le plexus avec 1 goutte d'ylang.

Stress *(voir p. 82, 85-87, 116, 121, 157, 162)* *basilic, épinette, lavande, ylang...*
- Frictionner les surrénales (au milieu du dos, de part et d'autre de la colonne vertébrale) avec 3 gouttes d'épinette deux à trois fois par jour.
- En cas de bouffée de stress intense, aspirer fortement par la bouche, juste au-dessus d'un flacon de basilic afin d'en respirer les arômes volatils.
- Adopter pour un temps la lavande ou l'ylang comme parfum : 1 goutte derrière l'oreille et dans le creux du décolleté.
- Diffuser quelques minutes toutes les heures un mélange de 5 gouttes d'épinette et 5 gouttes d'ylang.

Surmenage *(voir p. 87, 103, 121, 145, 157)* *épinette, menthe, petit grain, cyprès, ylang...*
- Frictionner les surrénales (au milieu du dos, de part et d'autre de la colonne vertébrale) avec 3 gouttes d'épinette deux à trois fois par jour.
- Mettre une trace de menthe sur le « troisième œil » au moment du coucher.
- Diffuser quelques minutes toutes les heures un mélange de 12 gouttes de petit grain, 7 gouttes de cyprès et 5 gouttes d'ylang.

T

Tendinite *(voir p. 107)* *gaulthérie, épinette*
- Masser la zone douloureuse avec 2 gouttes d'épinette et 2 gouttes de gaulthérie diluées dans une cuillère à café de macérat huileux de millepertuis, plusieurs fois par jour.

Tensions psychiques *(voir p. 161, 162)* *menthe, ylang*
- Mettre une trace de menthe sur le « troisième œil » (au milieu du front entre les yeux), quand le besoin se fait sentir.
- Mettre 2 gouttes d'ylang sur l'intérieur des poignets et les frotter l'un contre l'autre, trois fois par jour.

Tensions musculaires *(voir p. 85, 161, 162)* *basilic, niaouli, ylang...*
- Masser les zones tendues avec 3 gouttes de basilic et 3 gouttes d'huile végétale de noyaux d'abricot.

Dans un flacon de 50 ml, mettre 50 gouttes de basilic, 30 gouttes de niaouli et 30 gouttes d'ylang, et compléter avec un macérat huileux de millepertuis. Bien mélanger et masser les zones douloureuses avec quelques gouttes du mélange.

Toux grasse *(voir p. 100, 103)* — enfants de 3 mois à 36 mois : *thym, lavande*

- Diffuser de la lavande dans la pièce cinq minutes toutes les heures.
- Dans un flacon de 10 ml, mettre 60 gouttes de lavande et 90 gouttes de thym et compléter avec une huile végétale de noyaux d'abricot. Faire pénétrer 3 à 5 gouttes du mélange (en fonction de l'âge) dans le haut du dos toutes les heures.

Adulte : *cyprès, niaouli, citron*

- Diffuser un mélange de 6 gouttes de niaouli et 6 gouttes de cyprès, dix minutes toutes les heures.
- Préparer un sirop : dans un flacon en verre de 100 ml mettre 4 cuillères à soupe de miel, 20 à 30 gouttes de propolis, 10 gouttes de cyprès et 20 gouttes de citron et compléter avec un hydrolat ou une eau de source. Bien mélanger et en prendre une cuillère à soupe trois fois par jour (une cuillère à café pour les enfants de plus de 3 ans).
- Faire pénétrer dans le haut du dos ou sur le thorax 3 à 7 gouttes de niaouli toutes les heures.

Toux spasmodique *(voir p. 143)* — Enfants de 3 mois à 36 mois : *thym, lavande, petit grain…*

- Masser le dos avec 2 gouttes de thym diluées dans une huile végétale de calophylle toutes les heures.
- Diffuser 5 minutes toutes les heures un mélange de 6 gouttes de lavande et 6 gouttes de petit grain.

Adulte : *niaouli, petit grain, basilic, lavande, cyprès…*

- Faire une inhalation avec 5 gouttes de niaouli dans l'eau chaude, dix minutes trois fois par jour.
- Respirer de la lavande ou du petit grain, ou du basilic.
- Diffuser régulièrement dans la pièce un mélange de 7 gouttes de cyprès, 5 gouttes de petit grain et 3 gouttes de cyprès.

Transpiration excessive *(voir p. 101, 102, 146, 149)* — *cyprès, sauge…*

- Se frictionner les pieds ou se frotter les mains avec 1 goutte de cyprès ou de sauge.
- Pour les aisselles : diluer 50 gouttes de cyprès et 35 gouttes de sauge dans 10 ml d'huile végétale de coton ou de jojoba. Appliquer quelques gouttes deux à trois fois par jour.

Tristesse *(voir p. 101, 145)* — *citron, petit grain…*

- Diffuser du citron cinq minutes toutes les heures.
- Adopter le petit grain comme parfum : une trace derrière chaque oreille tous les matins.

- Mettre 1 goutte de petit grain sur l'intérieur des poignets et les frotter l'un contre l'autre, à chaque fois que le besoin s'en fait sentir.

U

Urticaire *épinette, ylang, lavande, niaouli, sauge…*
- Appliquer quelques gouttes d'épinette ou de lavande pure sur les zones concernées.
- Appliquer sur la zone prurigineuse 2 gouttes de niaouli, 2 gouttes d'ylang et 2 gouttes de sauge diluées dans une cuillère à soupe d'huile végétale de calophylle.

V

Varicelle *(voir p. 137)* *niaouli, lavande, thym…*
- Mettre une trace de niaouli sur chaque bouton.
- Diluer 5 gouttes de thym et 2 gouttes de lavande dans une cuillère à soupe de calophylle. Plonger l'enfant dans la cuillère à soupe…

Varices *(voir p. 149)* *cyprès, citron, sauge…*
- Dans 50 ml d'huile végétale de calophylle, incorporer 20 gouttes de cyprès, 20 gouttes de citron et 10 gouttes de sauge. Masser la zone de la varice avec 5 gouttes du mélange deux fois par jour.

Vergetures *(voir p. 149)* *ylang, lavande, thym*
- Dans un flacon de 50 ml mettre 50 gouttes d'ylang, 30 gouttes de lavande, 10 gouttes de thym et compléter avec de l'huile végétale de rose musquée. Masser les zones abîmées jusqu'à pénétration deux fois par jour pendant six mois minimum.

Vomissements *(voir p. 34, 127)* *menthe*
- Mettre une trace de menthe dans la bouche.

Z

Zona *(voir p. 136)* *menthe, niaouli…*
- Masser délicatement la zone atteinte avec 2 gouttes de niaouli, 1 goutte de menthe et 3 gouttes de macérat huileux de millepertuis trois fois par jour.

Les « top 3 »

Vous savez maintenant tout ce que l'on peut faire avec seulement douze huiles essentielles. Mais par lesquelles commencer ? En fonction de vos besoins bien sûr : voici un petit guide pour vous aider en un coup d'œil à réaliser vos trousses aromatiques...

Le top 3 pour les bébés et les enfants
- Thym à linalol
- Citron
- Petit grain bigarade

Le top 3 pour le bureau
- Menthe poivrée
- Épinette noire
- Niaouli

Le top 3 des femmes en péri-ménopause
- Sauge sclarée
- Menthe
- Ylang-ylang

Le top 3 des sportifs
- Gaulthérie
- Épinette noire
- Cyprès

Le top 3 pour les ados et les étudiants
- Citron
- Thym à linalol
- Menthe poivrée

Le top 3 pour les femmes enceintes
- Citron
- Thym à linalol
- Lavande vraie

Le top 3 des huiles de beauté
- Thym à linalol
- Lavande vraie
- Ylang-ylang

Le top 3 des anti-inflammatoires
- Gaulthérie couchée
- Épinette noire
- Sauge sclarée

Le top 3 des huiles respiratoires
    Niaouli
    Épinette noire
    Cyprès toujours vert

Le top 3 des circulatoires
    Cyprès toujours vert
    Citron
    Menthe poivrée

Le top 3 des antistress
    Petit grain bigarade
    Lavande vraie
    Ylang-ylang

Le top 3 des huiles antispasmodiques
    Basilic tropical
    Petit grain bigarade
    Lavande

Le top 3 de l'hiver
    Niaouli (ou thym pour les enfants)
    Citron
    Cyprès

Le top 3 des stimulants immunitaires
    Niaouli
    Épinette noire
    Thym à linalol

Le top 3 contre les allergies
    Basilic
    Ylang-ylang
    Épinette noire

Le top 3 des huiles stimulantes
    Épinette noire
    Menthe poivrée
    Citron

Le top 3 des antidouleur
    Menthe
    Gaulthérie
    Épinette noire

Le top 3 de l'été
    Menthe poivrée
    Cyprès
    Lavande

Annexes

La composition biochimique des 12 huiles essentielles

Les taux indiqués ici sont donnés à titre indicatif. Ils varient en fonction des paramètres qui donnent ses propriétés à la plante : ensoleillement, pluviométrie, spécificités du biotope, année de récolte…

NOM	Nom latin	Monoterpènes	Sesquiterpènes	Oxydes	Monoterpénols	Sesquiterpénols	Esters	Éthers	Aldéhydes	Phénols	Cétones
Basilic tropical	*Ocimum basilicum L.*	< 1 %	< 1 %	4 %	6 %	< 1 %	< 1 %	85 %	< 1 %	2 %	< 1 %
Citron	*Citrus limonum*	90 %	4 %	< 1 %	< 1 %		1 %		3 %	< 1 %	< 1 %
Cyprès toujours vert	*Cupressus sempervirens*	80 %	4 %	< 1 %	4 %	5 %	3 %	< 1 %	2 %	< 1 %	< 1 %
Épinette noire	*Picea mariana*	50 %	2 %	2 %	3 %	2 %	40 %			< 1 %	< 1 %
Gaulthérie couchée	*Gaultheria procumbens*						99 %				
Lavande vraie	*Lavandula vera*	7 %	4 %	2 %	38 %	< 1 %	42 %	< 1 %	< 1 %		3 %
Menthe poivrée	*Mentha piperita*	10 %	6 %	6 %	40 %		8 %		< 1 %	< 1 %	30 %
Niaouli	*Melaleuca quinquenervia*	18 %	4 %	55 %	10 %	10 %	1 %		< 1 %	< 1 %	
Petit grain bigarade	*Citrus aurantium ssp bergamia (fe)*	8 %	1 %	< 1 %	30 %	< 1 %	60 %		< 1 %	< 1 %	
Sauge sclarée	*Salvia sclarea*	2 %	6 %	1 %	20 %	< 1 %	70 %	< 1 %	< 1 %		2 %
Thym à linalol	*Thymus vulgaris CT linalol*	3 %	5 %	< 1 %	82 %	< 1 %	8 %		< 1 %		
Ylang-ylang	*Cananga odorata*		50 %		7 %	5 %	30 %	3 %		5 %	

Bibliographie

- GÉRAULT Guillaume et MARY Ronald
Le Guide de l'aromathérapie, éditions Albin Michel, 2009
Les petits livres des huiles essentielles, éditions Albin Michel, 2010
- SOMMERARD Jean-Charles
Parfums de confidences, éditions Terre d'hommes, 2008
- FAUCON Michel
Traité référentiel d'aromathérapie scientifique et médicale, coédition Ellebore et Eyrolles, 2010
- Dr PÉNOËL Daniel
L'Aromathérapie quantique, éditions Trédaniel, 2010
- FRANCHOMME Pierre
La Science de l'aromathérapie, éditions Aromathéca, 2003
Encyclopédie sous la direction scientifique de Pierre Franchomme
- FRANCHOMME Pierre, PÉNOËL Daniel (Dr), JOLLOIS Roger
L'Aromathérapie exactement, éditions Roger Jollois, 2001
- BAUDOUX Dominique
Les Cahiers pratiques de l'aromathérapie : pédiatrie, grossesse, animaux, soins palliatifs, dermatologie, réflexologie…, éditions Inspir
- MAILHEBIAU Philippe
La Nouvelle Aromathérapie, éditions Jakin, 1994
- DEBAUCHE Pascal
Guide pratique d'Aromathérapie chez l'animal de compagnie, éditions Amyris (2008)

Bonnes adresses
(liste non exhaustive)

Des formations en aromathérapie
La Péniche Jaume (Boulogne-Billancourt) *lapenichejaume.com (lapenichejaume@gmail.com)*
Aroma Sciences (Paris) *aroma-sciences.fr (faucon.michel@wanadoo.fr)*
Sevessence (Paris) *sevessence.com (01 47 00 32 29)*
Association École Pénoël (Drôme) *osmobiose.com (ecolepenoel@orange.fr)*
Université Paris V (Paris) *univ-paris5.fr*
Université Paris XIII (Bobigny) *dumenat.smbh.univ-paris13.fr*
Université de Franche-Comté (Besançon) *medecine-pharmacie.univ-fcomte.fr*
FLMNE (Paris) *flmne.org (flmne@wanadoo.fr)*
…/…

Trouver des huiles essentielles de qualité
Sevessence *sevessence.com*
Essenciagua *essenciagua.fr*
Osmobiose *osmobiose.com/catalogue*
Phytophar *agathe-aromatherapie.com*
Paradesa *paradesa.fr*
Bio'Mada *biomada.com*
Herbes sauvages de Haute-Provence *Claude Mabille, 04200 Les Amergues (04 92 62 01 72)*
Herbes et Traditions *herbes-et-traditions.fr*
Huiles et Sens *huiles-et-sens.com*
Pranarôm *pranarom.be*
Terre Essentielle *terre-essentielle@orange.fr*
…/…

Remerciements

Oriane et Méline pour leur patience et leur amour… essentiel !

Guillaume Gérault et Jean-Charles Sommerard
pour avoir accepté de mettre leurs grains de sel
et pour leurs relectures avisées

Michel Faucon pour la préface

Ronald Mary pour ses conseils précieux

La famille Pénoël qui me fait progresser semaine après semaine
sur le chemin aromatique

Pour joindre l'auteure

Joëlle Le Guehennec
Naturopathe et aromatologue

La Péniche Jaume
Face au 15 quai Alphonse Le Gallo
92100 Boulogne Billancourt
lapenichejaume.com
lapenichejaume@gmail.com

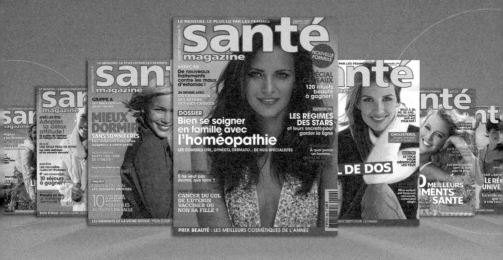

Le mensuel le plus lu par les femmes

Tous les mois, des conseils et des avis d'experts pour prendre soin de vous !

Retrouvez toutes nos offres sur
www.kiosque.uni-editions.com